オールカラー

むつき庵の
「おむつフィッター」
が伝授!

在宅🏠&病棟🏥でできる!

おむつと排泄の看護ケア

浜田きよ子 編著　排泄用具の情報館「むつき庵」代表／
高齢生活研究所所長

吉川羊子 編集協力　小牧市民病院排尿ケアセンター部長

むつき庵が伝えたい**おむつケアと排泄ケア**

　排泄用具の情報館「むつき庵」を主宰し、排泄の相談を受けるなか、「排泄ケア」について語るのは簡単ではないと感じてきました。それには多くの理由があります。それを一言で語るなら、「排泄の状態は一人ひとり異なるため、マニュアル化しにくい」ということです。

　よくある相談の一つに「おむつからの漏れ」がありますが、漏れないおむつの当て方を探るにしても、排尿量や水分摂取量などの排泄記録が必要ですし、身体のサイズや皮膚の状態など必要な情報はたくさんあります。しかも、「おむつからの漏れ」に困るのはおむつ交換をしている人ですが、患者さんにとっては陰部の蒸れによる痒みが問題であるのかもしれません。あるいは、尿漏れは多尿のためであり、その背景には糖尿病などの疾病があるという場合もあります。また、その人の状態を探り適切な用具などを使えばおむつ以外での排泄が可能になるため、「おむつからの漏れ」が困りごとではなくなることもあります。このように、排泄トラブルを解決するには、現状の丁寧な把握とそれに見合う対応が必要だといえます。そして、適切な対応は患者さんの身体のみならず暮らしさえも変えていきます。

　「排泄ケア」にはさまざまな情報収集と分析が必要であり、そこから課題を見いだすプロセス（アセスメント）が重要です。アセスメントをよいものにするには、おむつや排泄の基本的な学びを踏まえ、「その人にとってよりよい排泄とは何か」と考え続けなければなりません。その意味で、医師、看護師、介護福祉士のみならず、理学療法士、薬剤師、福祉用具専門相談員が連携し、それぞれが多職種の知識の一端を共有していることが必要です。

　また、おむつは消耗品でもあるため、「安価で漏れなければよいもの」とされがちです。しかし、そのおむつが褥瘡のリスクを高めたり、寝返りを阻害したり、端座位を取りにくくもしています。「適切なおむつにしたことで、端座位が可能になり、食事をとりやすくなった」「車いすでの座位姿勢のくずれは、おむつが原因だった」といったことは本当によくあることです。食事や車いすはどちらも、患者さんの身体にかかわる重要なことです。おむつ交換などはともすると介護にかかわることで、看護の領域ではないとも思われてきました。しかし、不適切なおむつの使い方が患者さんの回復を妨げていることがあるのです。

　そうだとすれば、看護にもおむつや介護の視点が必須であることに気付きます。看護の専門知識のみならず、福祉用具や介助も同様に専門知識が必要になります。

「排泄ケアについて語るのは簡単ではない」というのは、まさにこのことからです。

　私たちはむつき庵で排泄ケアに必要な学びや考え方を習得していただくために、「おむつフィッター」研修を開催してきました。「ケアとは生身の主体に向かうものである」ということが前提になっていますが、主体が変わればケアのありさまは当然のことながら変わります。これこそが「マニュアル化しにくい」という理由です。しかし、基本的な学びは必要ですから、「おむつフィッター」研修では必要な知識や「排泄ケアとは何か」という総論や考え方を習得することを目指してきました。

　この研修はさまざまな職種の方々が受講しているため、自分自身の専門領域以外の学びをグループワークなどから得られます。その結果として、おむつや排泄にかかわるケアの考え方を大きく広げられます。むつき庵は開設16年を過ぎ、現在では「おむつフィッター」3級研修の修了生は8,200人を超えました。最近は、看護師の方々が受講生の半数近くになり、研修での学びをもとに病棟や在宅で過ごす人たちの排泄ケアに取り組んでいます。

　本書のもとになったのは、メディカ出版のオンラインマガジン配信プラットフォーム「メディマガ」の連載です。「おむつフィッター」1級研修の修了者やむつき庵の皮膚・排泄ケア認定看護師をはじめとする認定看護師の方々から排泄ケアの事例を紹介していただき、おむつケアと排泄ケアのあり方を読み解くというものでした。本書はその1年間の連載内容に、医師の執筆による医学的知識の紹介と「おむつフィッター」1級研修の修了論文の一部を加えたものです。「患者さんのおむつケアと排泄ケアにどう向き合うのか」というテーマをさまざまな事例や視点から考え抜くことができたため、大変刺激的なものとなり、多くの学びがありました。そのまま終わらせるのは残念だと思っていたところ、このような書籍になったことでより多くの方々に読んでいただけることをうれしく感じています。

　編集にご協力いただいた吉川羊子先生はじめ、原稿を寄せてくださった筆者の方々、本当にありがとうございました。本書がこのような読みごたえのある内容になったのは、その構成を考え、とても大変な編集作業を担当してくださった渥美史生さんのおかげです。ご助言も適切で、本ができるまでの時間は、思えば自身の排泄ケアをさらに深める機会でもありました。本当にありがとうございました。

2020年4月

浜田きよ子

もくじ

むつき庵の「おむつフィッター」が伝授! 在宅&病棟でできる! おむつと排泄の看護ケア

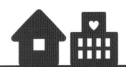

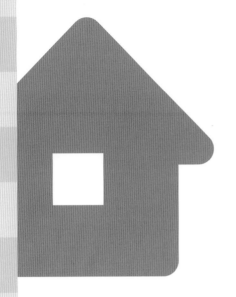
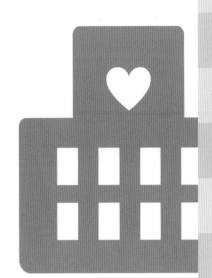

第1章

「おむつフィッター」が
伝えたい

おむつケアと
排泄ケア

1 排尿自立におむつケアと排泄ケアでどうかかわる？

 排尿自立を支えるケアの基本は情報収集とアセスメント

自己流の解決方法になりやすい排泄トラブル

　排泄ケアで必要なのは、その人に適切なケアになっているかを探る視点です。患者さんは排泄にトラブルを抱えていたとしても、「知られたくない」との心理が働いてしまい、自己流の解決方法になりやすいのが現状です。

　例えば、同じ「尿もれ・頻尿」を訴える人でも、「尿路感染」「過活動膀胱」「糖尿病」などの疾患を伴っていたり、利尿薬を服用していたりしたら、どうでしょうか。大切なことは、情報収集とアセスメントを行い、それに基づいてケアを実施・評価することです。

個人の尊厳・プライバシーが特に大きくかかわる排泄

　排泄とは身体における代謝で不要になった老廃物や、有害な物質を体外に出すことを指します。一般的には「排尿」と「排便」のことですが、普段何気なく行っている肺から二酸化炭素を排出する呼吸・皮膚からの発汗も排泄に含まれます。

　何よりも排泄には、個人の尊厳・プライバシーが特に大きくかかわってきます。最後まで人の手を借りず、排泄を行いたいと思うことは自然なことです。大脳機能はもちろん、運動機能も排泄行為にはとても重要になってきます。一連の行動のなかで一つでもできないことがあると問題が生じてきます。

　また、加齢により皮膚の再生能力が弱まってくるため、誤ったスキンケアの方法により「皮膚トラブル」を起こす原因にもなります。

在宅におけるケアで特に負担が大きい排泄ケア

　在宅ケアでは、「排泄」が特に負担が大きいケアの一つになります。一人一人に適した排泄ケアを行い、QOLを高めるためにも、医療従事者には医療的知識・技術だけでなく、その人に合った暮らしを支えるような視点が必要であると、私は考えます。

　適切なタイミングで、適切な用具を使用して排泄ケアをすることで、人として尊厳のある生活を送れるのではないでしょうか。例えば、「食欲がない」といった状態であれば、まずは情報収集を行い、疾患、食事、水分摂取量、身体機能、薬剤などについて現状を把握します。そして、アセスメントにより、服薬、食形態、嚥下機能評価、水分摂取量、おむつ、排泄環境、姿勢などを見直し、調整を検討することができます。

訪問看護師の視点からみた在宅医療と排泄ケアの現在

退院後の生活スタイルに合わせて多様化する病院

　現在、私は訪問看護師として医療・介護のケアにかかわっています。看護を行う対象は、病院での治療を終え、在宅での生活を希望されている人です。訪問看護による介入を行うにあたって担当者会議に出たときに感じることは、核家族化が進むなかで老老介護や独居でのシングル介護といったケースが確実に増加しているということです。また、診療報酬改定に伴い、在院日数も「疾患別」に上限が決められ、要介護度にもよりますが「とりあえず自宅へ」という人もいますし、患者・家族の希望で在宅へ戻る人もいます。

　病院では、主疾患の「治療」をメインとして、内服薬のコントロール、リハビリテーションによる機能回復、また緩和ケアなどが行われます。最近では、病院自体の機能も変化し、急性期病院や慢性期病院などと選別され、さらに退院後の生活スタイルに合わせて回復期リハビリテーション病棟、地域包括病棟なども誕生しています。

見過ごされがちな「その人の暮らしたい生活」を見直す

　回復期病棟は、生命の危機を脱しても医学的・心理的サポートがまだ必要となる時期の患者さんを対象に受け入れています。そのため、多くの医療チームを組んで集中的なリハビリテーションを実施し、患者さんに心身が回復した状態で在宅に戻ってもらうことを目的としています。退院日が決まり次第、医師、看護師、理学療法士、作業療法士、言語聴覚士、管理栄養士、ケアマネジャーなどがサービス担当者会議やケアカンファレンスを開き、患者・家族も含めて、それまでの経過や今後の治療方針について報告・連絡などを行い、情報を共有します。

　担当者会議やケアカンファレンスに参加していて、「その人の暮らしたい生活が退院時の計画に盛り込まれていない」と感じることがあります。人はそれぞれ独自に時間を過ごしているため、ケアを提供する側が想定したとおりの時間を在宅に戻ってからも過ごすわけではありません。病状が思うように回復せず、本人・家族が在宅での看取りを希望する人も多くなっているように思います。

ケアの中心にあるのは患者・家族の希望

　患者さんの希望、つまり「これからどのように生きたいか」「1日をどのように過ごしたいか」「入院前はどのようなことを大切にして生活をしてきたか」といったことを把握しきれていない現状があるのではないでしょうか。在宅で患者さんにケアを行うためには、病状を治すだけではなく、本人が希望する支えについても入院中から考慮することがとても大切だと考えています。そのため、介護者の能力、住宅環境、経済状況、服薬管理、人間関係など暮らし全体をみる必要があります。ケアの中心にあるのは、患者さん本人と家族です。

　医療機関では疾患に対する治療など「生命」にかかわる処置やケアが優先されますが、在宅で求められるのは患者さんが自分の生きてきた歴史とともに生活を継続することです。さらに

第1章

「おむつフィッター」が伝えたいおむつケアと排泄ケア

言えば、患者・家族を中心に置かないケアでは、在宅の患者さんの「いのち」、つまり食事、運動、睡眠、排泄への配慮が停滞または後退しているように思います。

多職種のスタッフ間で意見交換や情報共有が必要な理由

　排泄ケアでも患者さんの疾患や心身の状態だけでなく全体像をみなければなりません。そして、全体像のなかで問題の原因を探り、それに見合った対応が必要となります。また、多職種のスタッフが情報を共有し、患者さんが地域で他人と共存できる環境を整え、地域全体で患者・家族を支えることが大切です。多職種によるチーム医療では、それぞれの専門職種のスタッフが専門性の高い独自の方法論をほかの職種のスタッフに押しつけるのではなく、患者さんの困りごとを解消するためにそれぞれがもち合わせているプロフェッショナルの知見や技術を借りるという姿勢が求められます。

　患者さんには家族や困ったときに助けてくれる友人、生活をともにする人がいますし、多職種でケアに携わるスタッフには同職種のスタッフがいます。どちら側も決して1人ではありません。また、患者さんの希望に寄り添ったケアを行うという目標は共通のものであっても、それぞれの職種によって視点や着眼点が違えば方法論やアプローチも違います。さらに言えば、患者さんの希望に寄り添ったケアを行うという目標は、患者さんの生きている時間の流れとともに常に変化します。

　だからこそ、多職種のスタッフが意見交換や情報共有を行うことが必要となるのです。患者さんを多職種の視点で多方面からみることが、患者さんの希望や思いに添った生活に近づけるような環境整備や支援につながっていくと考えます。多職種のスタッフがそれぞれの思いや考えをお互いに納得し、通じ合えるようになるためには、具体的に思いや考えを表現しながら連携をとることも重要です。

 ## 病棟の排尿自立と在宅の「排尿自立」

一緒に考え、過ごした時間から生まれる患者へのアプローチ

　人は、誰もが必ず「老い」を感じるときが来ます。それは、病気がきっかけであったり、普段行っている動作がひどく疲れたり、時間がかかったりするようになり、感じることとなります。また、それまでの生活習慣が維持できなくなり、環境の変化・セルフケアの破綻が伴うと病気の症状以上に苦痛を感じるようになります。

　尊厳が保たれ、受け入れられ、支えられ、人間らしく生かされてこそ、その人だけの新たな物語ができてくるのではないでしょうか。そして、ケアをする人が患者さんとその時々に感じたことを一緒に考え、過ごした時間を次の物語につなぐことができれば、患者さんへの個別性のあるアプローチが生まれることにもつながります。今、生かされている私たちは、決して1人で生きているわけではありません。誰もが「自分1人では生ききれないこと」「人は人とともにあること」「人に支えられて生きていること」を知ったうえで、関係性を築かなければなりません。

在宅におけるより広い意味合いでの「排尿自立」

　病棟では排尿自立指導において、尿道留置カテーテルに頼らない排尿、尿路感染の予防、排尿機能・排尿動作を自立させることが目標とされています。しかし、その一方で、在宅医療において排尿・排泄が「自立」するということは、誰かに支えてもらい、助けてもらい排尿・排泄できるといった広い意味合いもあるのではないでしょうか。

　在宅では何かあったときに支援できる環境があることで、早期に患者さんの排尿の「自立」、つまり「排尿自立」を目指すことができると考えています。さらに言えば、在宅における排尿・排泄の自立とは、「その人の暮らしに合った排泄・排尿」であると言えるのではないでしょうか。

 ## おむつ・排泄ケアにおけるアセスメントとケアの流れ

情報収集

　アセスメントシートなど（付録）を使って情報収集を行いますが、本人・ケアする人の思いを傾聴することにより、問題点・課題がみえてきます。話すこと、書くことにより、課題も整理されますし、短期・長期の目標もみえてきます。また、ケアを実施して評価することにより、新たな目標が設定できるようになります（図1）。

　情報収集を行う際に私がいつも大切にしていることは、浜田きよ子先生より教えていただいた「ケアを必要とする人・トラブルに悩む人の主体を中心に見据え、その人の生活全般を丁寧にみる」という「フルセットのおむつケア」の視点です。これまでかかわってきたケアでも、課題を探り、専門職の技術が生かされてこそ、その人に合った「排泄ケア」も大きく変わることが実感できました。

アセスメント

　訪問看護では、アセスメントシートで収集した情報をもとに患者・家族から在宅生活での思い・希望について傾聴します。例えば、在宅の生活のスタイルを観察しながら、暮らしのスペースとなる間取り、ベッド、お風呂、トイレなどについてうかがっていきます。そして、

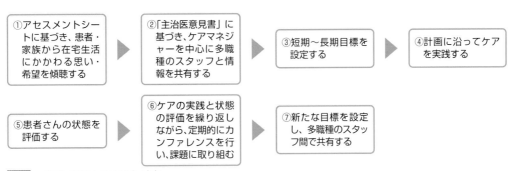

図1　患者・家族へのかかわり方

キーパーソンとなる人の介護能力を見極めながら、現在の患者さんの排泄状況を聴取します。食事の内容や摂取量、服薬管理の状況、患者さんの現状で希望するケアや足りないケアは何かを家族も含めて一緒に考えます。

観察・評価のポイント

　看護師としての観察・評価のポイントとしては、専門知識を生かして、訪問時に予測される症状について観察事項として必ず加えるということが挙げられます。

　例えば、脳血管障害があった患者さんの場合、予想される障害として、嚥下・感覚障害（しびれなど）、注意力低下、半側空間無視、言語障害、せん妄の出現などがあり、病状の観察をします。また、ケアの一部として保清、フットケア、呼吸ケア、服薬管理、服用確認を行い、状態を把握し、合併症がないかどうかなども観察します。また、左片麻痺がみられる場合は失語症を伴うことがあるため、状況をみながらコミュニケーション方法の検討を進めていきます。食事・水分については、種類や量を観察・評価し、必要があれば管理栄養士に評価してもらいます。

　排泄については、排尿・排便ともに、間隔、性状、量などを共通のスケールのもとでそれぞれ確認し、アセスメントシートに観察内容を記入します。このアセスメントシートをもとにして、医師に情報提供を行い、患者さんの状態の改善方法などについて相談します。

事例紹介

在宅での「排尿自立」に向けてかかわったおむつケアと排泄ケアの一例

・**患者**：80歳、男性。要介護3。子どもは遠方にいるため、現在は妻と2人暮らし。
・**状態**：脳血管障害の既往あり。軽度左片麻痺、高血圧。ベッド上で生活。会話可能。食事は一部介助。おむつへの排泄。

退院前

　病院では身体の機能訓練が重視され、患者さんへの排泄ケアは後退していたようでした。機能訓練以外の時間帯は、ベッド上生活が強いられ、尿意を訴えるとき以外はおむつ内への排尿となっていました。また、決められた時間に合わせておむつ交換を行いやすいように、重ねばきの状態となっていました。患者さんは、このような状態で機能回復訓練室へ行き、ベッド上で食事を摂っていました。退院後に介護者になる妻には特に説明がないまま、自宅退院することとなりました。

退院直後

　退院直後、患者さんは「近所の人や友人が来てくれる生活の音がある家に戻りたい。主がいない家は家ではない。家で相撲をみたい」と言って、デイサービスを利用しながら在宅で過ごすことを希望していました。患者さんが自宅へ退院してから、訪問看護師としてまずは、現状より一番の問題点として判断したおむつと排尿の課題に取り組みました。患者さんは当初、アウター1枚にインナー3枚のおむつの重ねばきになっていました。インナーとしては、臀部に

●テープ止め紙おむつの当て方

POIINT

- 紙おむつ1枚＋尿とりパッド1枚の組み合わせを基本にする
- 身体とおむつの間に隙間を作らない
- おむつ全体をずらさない
- 尿とりパッドは尿を最も吸収する部位に当てる
- ギャザーをしっかりと立てて紙おむつの中に収める（注：優しく手で伸ばす）

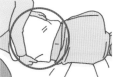

①おむつの中央線と背骨のラインを合わせる

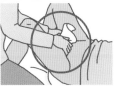

②皮膚・しわを伸ばし、皮膚に擦れないようにおむつを当てる

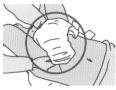

③キャザーを股間に沿わせる

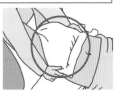

④おむつをきれいに広げて、お腹を包みこむ感じで当てる

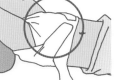

⑤下のテープは足の動きを妨げないように、高い位置で止める。

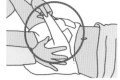

⑥次に上のテープを上から下に止める。皮膚・しわを伸ばし、皮膚に擦れないようにおむつを当てる

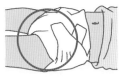

⑦股間・太腿周りに隙間ができないようにする

●布製ホルダーパンツを使うときの尿とりパッドの当て方

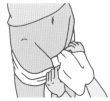

①尿とりパッドは立体ギャザーが高いものを選び、股間に隙間ができないように当てる

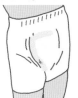

②布製のホルダーパンツを上げる

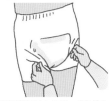

③鼠径部に尿とりパッドを沿わせる

●拘縮のある人の場合のおむつの当て方

※本人に痛みなどの負担がかからないようにポジショニングピローを使い、交換時にも不安定な姿勢にならないように配慮する。

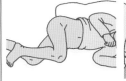

①尿とりパッドを縦2つ折りにして差し込み、皮膚に擦れないように注意しながら脚の間に通す

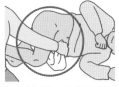

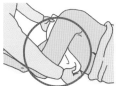

②尿とりパッドを広げる

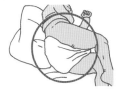

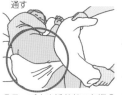

③テープ止め紙おむつを縦2つ折り（吸収体が外側）にして脚の間に通す

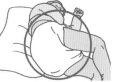

④テープ止め紙おむつを広げて臀部を覆う

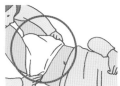

⑤仰臥位になってもらい、テープを止める

図2 おむつの当て方（パネル内容）

第1章

「おむつフィッター」が伝えたいおむつケアと排泄ケア

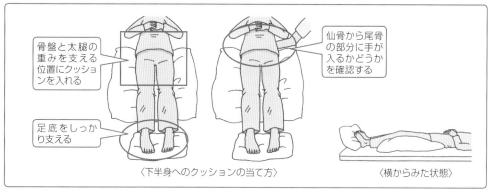

図中のラベル:
- 骨盤と太腿の重みを支える位置にクッションを入れる
- 仙骨から尾骨の部分に手が入るかどうかを確認する
- 足底をしっかり支える
- 〈下半身へのクッションの当て方〉
- 〈横からみた状態〉

図3 ポジショニング（パネル内容）

1枚、陰茎への貝巻きに1枚、腹部に1枚が使用されていました。

　介入時にアセスメントを行うと、皮膚が浸軟し、痒みがあり、臀部周囲に発赤もあることがわかりました。常に尿漏れがあったため、防水シーツが敷かれていた結果であるとわかりました。重ねばきにより下腹部が圧迫され、残尿があることから、蒸れによってスキントラブルが起こっていました。電動ベッド上での座位姿勢で仙骨座りとなっていることも、腹部が圧迫される原因になっているとも考えられました。とてもではありませんが快適な環境といえるものではなく、座位で食事をしながらテレビをみることさえ苦痛になるのは当たり前ともいえる状態でした。患者さんは尿意もはっきりせず、何とか自力で体交ができる状態でした。

　介護負担も考慮して自動採尿器の使用などを提案しましたが、患者さんには受け入れてもらえず、「尿器での排尿は難しい」と介護者である妻から言われたこともあり、おむつの使用を継続することにしました。

おむつケア

　導入時に、正しいおむつの当て方を伝えるパネル（図2）を作成し、患者さんや介護者がおむつ交換に慣れるまでおむつの当て方を指導しました。ケアを行う人全員が、視覚的情報を共有することができたため、同じような方法でおむつ交換を行うことができました。

　尿漏れがあったため、おむつのインナーを見直す必要がありました。インナーの購入前には、おむつ交換時の時間とおむつの重さを記録してもらいました。記録時の表現としては、「重い・軽い・まあまあ」といったものです。本来なら、尿量を測定するべきなのですが、尿意が明確ではないこと、妻が交換すること、また夜間の介護負担を減らせるように配慮しました。またそれをもとに、排尿の時間・量を考慮して、インナーの種類を選択しました。

　おむつ交換や体交時には「スライディングシート」（動きを妨げる摩擦を軽減する目的として、移動・移乗、寝返りなどに使用するシート）を使用してもらい、おむつ交換の後も、圧抜きを行ったり、体位を整えたりしてもらうようにしました。おむつ交換と同じように、正しいポジショニングの方法を伝えるパネル（図3）を作成し、ケアを行う人全員が視覚的情報を共有できるようにしました。

排泄ケア

　排便は下剤によりコントロールされていたため、便の性状や皮膚の状態を重点的に観察しました。臀部に発赤があったことから、便の性状に応じて撥水剤の使用なども考慮し、おむつ交換時の泡洗浄後には保湿剤を使用するように介護者の妻にお願いしました。

　また、アセスメントシートの「呼吸ケア」「保清」「フットケア」「服薬管理」「食事」「水分」

などの基本項目のほかにも、状態が悪化した場合に予測される症状として嚥下・感覚障害、言語障害、せん妄、注意力低下などを観察項目に加えて、ケアを進めました。

さらに、「無理をせずに、今できることから取り組む」ことを目標の項目に加えました。患者さんや介護者など、相手を理解したうえでケアを行うことはとても重要です。

経過

患者さんへのケアを継続した結果、自力での立位保持が安定しないため、ポータブルトイレへの移乗では見守りが必要ですが、日中はポータブルトイレで排尿できるようになりました。ケアを行う人が正しいおむつの当て方をマスターしたことで、夜間に尿漏れが起こることも少なくなりました。現在は、アウター1枚にインナー1枚の組み合わせでパンツ型おむつを使用しています。また、適切なベッド柵の借り入れによりベッド上での端座位を短時間のうちに自力でとれるようになり、排便は2日間に1回のペースでポータブルトイレに行っています。

また、食形態を変えたことで、見守りを要しますが食事も自力で摂取できるようになりました。嚥下障害はみられず、水分摂取もハンドルが付いたホルダーで吸い飲みしながら自力で行うことができています。

現在のフォーマルサービスは、デイサービスを利用した週1回の入浴、ヘルパーの介入による週1回の生活援助、訪問看護師の介入による週1回のケアを利用して、地域とのつながりもできています。念願だった自宅で人との交流を楽しんだり、大好きだった相撲を心置きなくみたりしています。地元力士の優勝が決まった瞬間ですが、患者さんはベッド柵をつかみ一瞬でしたが両手を離して立位になり拍手をしていたと妻から聞きました。患者さんは「家に帰れて、本当によかった。ありがとう」と、笑顔で言える家族との日常生活を取り戻しました。

引用・参考文献
1) 浜田きよ子. 高齢者のQOLを高めて介護者の悩みも解決！おむつトラブル110番. 大阪, メディカ出版, 2015, 136p.
2) 椎名美恵子ほか監. ナースのためのやさしくわかる訪問看護. 東京, ナツメ社, 2017, 224p.
3) 大関美里. "おむつ, パッドについて". はいせつケア・リハ. 名古屋, gene, 2019, 186.
4) 島崎亮司, 浜田きよ子編. 在宅医療の排尿管理と排泄ケア. 東京, 南山堂, 2018, 225p.

（板谷孝子）

第1章

「おむつフィッター」が伝えたいおむつケアと排泄ケア

排尿自立指導から見直す排泄ケアと患者説明

退院後の生活を左右する患者・家族の治療・ケアへの理解

　ある症例を紹介します。70歳代、男性の患者さんが発熱を主訴に入院しました。胆・膵系の検査・治療の過程で慢性腎不全と慢性心不全の増悪が認められ、水分出納管理目的で尿道カテーテルが留置されました。治療により症状が改善したため、退院の検討を始めたところ、再び発熱が生じました。尿路感染と診断され、抗生物質の投与により、数日で解熱に至りました。患者さんと家族は自宅退院を希望したため、退院調整会議が予定されました。

　主治医は退院調整会議で、尿路感染の再発を懸念し、尿道カテーテルを抜去し、退院準備を進めることを提案しました。しかし、患者さん本人と家族は、おむつ交換など介護負担の増加を理由に受け入れませんでした。そのため、尿道カテーテル留置のままでの退院方針となり、在宅サービスが調整されました。ちなみに、患者さんは尿道カテーテル留置の直前まで ADL は自立し、トイレ歩行もしていましたが、留置期間1ヵ月でほぼ寝たきりになりました。

排尿自立指導で見直す患者・家族へのケアと説明

　このような症例では、本来は治療のためにいったん尿道カテーテルを抜去し、間欠導尿などで管理し、抗生物質による薬物療法も併用しながら、まず尿路感染の改善を図ります。そして、その時点で排尿障害が持続する場合にどうするかを検討する必要があります。水分出納管理の目的で尿道カテーテルを留置することは、排尿自立指導料にかかわる「カテーテル留置の絶対的適応」として考えられます。また、患者・家族の意思にかかわらず、水分出納管理が不要になった時点で尿道カテーテルを抜去する必要もあります。

　尿道カテーテルの留置を継続していると、尿路感染が再発する可能性が増加し、活動機会が減少し、ADL の低下につながります。なお、尿道カテーテルを抜去し、抜去後のアセスメントと排尿ケアチームの介入による包括的ケアを行うことにより、排尿自立指導料の算定が可能になります。

　ここで患者・家族の理解を得るためには、尿道カテーテルを抜去することで、患者さんが排尿を主体的に認識することが可能になるということを十分に説明する必要があります。介護負担については、十分に介護の内容や方法を話し合うことで患者・家族の負担を減らすこともできます。患者・家族、病棟看護師、排尿ケアチームが同じ方向を目指すことで、生活の質が大きく改善されます。このような視点から、患者・家族の理解を十分に得るようコミュニケーションをとることが大切だと思います。

排尿自立指導は患者の希望を見いだし支えられる仕組み

　排尿自立指導は、最終的に患者さんが希望を見いだし支えられる仕組みです。今後、排尿自立指導料が算定可能となる施設や対象患者がますます増えていくことにより、病棟・外来スタッフが排尿ケアの経験を積み重ね、カテーテル抜去時のみならず、いつでも患者さんの排尿の困りごとをすくい上げて対応できるようになることが、退院後の生活の質を高めるうえで望まれる制度やケアのあり方だと思います。

（佐藤静恵）

コラム2 「排尿自立指導料の見直し」の概要

　令和2年度診療報酬改定の「排尿自立指導料の見直し」では、「入院における排尿自立指導の見直し」（図）として、入院患者に対する下部尿路機能の回復のための包括的な排尿ケア（排尿自立指導料）について、入院基本料等加算において評価を行い、算定可能な入院料を拡大することとなりました。また、算定期間の上限が12週間となります。

　さらに、「外来における排尿自立指導の評価」として、退院後に外来においても継続的な指導を行うことができるよう、排尿自立指導料について、入院患者以外を対象とした評価に変更され、名称が「外来排尿自立指導料」に見直されました。

排尿自立指導料の見直し

入院における排尿自立指導の見直し

●入院患者に対する下部尿路機能の回復のための包括的な排尿ケア（排尿自立指導料）について、入院基本料等加算において評価を行い、算定可能な入院料を拡大する。併せて、算定期間の上限を12週間とする。

（新）排尿自立支援加算　　200点（週1回）

［算定要件］	［施設基準］
入院中の患者であって、<u>尿道カテーテル抜去後に下部尿路機能障害の症状を有する患者又は尿道カテーテル留置中の患者であって、尿道カテーテル抜去後に下部尿路機能障害を生ずると見込まれるもの</u>に対して、包括的な排尿ケアを行った場合に、<u>週1回に限り12週</u>を限度として算定する。	（1）保険医療機関内に、医師、看護師及び理学療法士又は作業療法士から構成される排尿ケアチームが設置されていること。 （2）排尿ケアチームの構成員は、外来排尿自立指導料に係る排尿ケアチームの構成員と兼任であっても差し支えない。 （3）排尿ケアチームは、排尿ケアに関する<u>マニュアル</u>を作成し、当該医療機関内に配布するとともに、<u>院内研修</u>を実施すること。 （4）下部尿路機能の評価、治療及び排尿ケアに関するガイドライン等を遵守すること。

＜新たに算定可能となる入院料＞
・地域包括ケア病棟入院料　　　　・精神科救急入院料
・回復期リハビリテーション病棟入院料　・精神療養病棟入院料　　　等

外来における排尿自立指導の評価

●退院後に外来においても継続的な指導を行うことができるよう、排尿自立指導料について、入院患者以外を対象とした評価に変更し、名称を「外来排尿自立指導料」に見直す。

改定前	改定後
排尿自立指導料　　　200点 ［算定要件］ 入院中の患者であって、別に厚生労働大臣が定めるものに対して、包括的な排尿ケアを行った場合に、患者1人につき、週1回に限り6週を限度として算定する。	<u>外来</u>排尿自立指導料　　200点 ［算定要件］ 入院中の患者<u>以外</u>の患者であって、別に厚生労働大臣が定めるものに対して、包括的な排尿ケアを行った場合に、患者1人につき、週1回に限り、<u>排尿自立支援加算を算定した期間と通算して12週を限度として算定する</u>。ただし、区分番号C106に掲げる在宅自己導尿指導管理料を算定する場合は、算定できない。

※別に厚生労働大臣が定めるもの及び施設基準は排尿自立支援加算と同様

図 「排尿自立指導料の見直し」の概要（文献1より引用）

引用・参考文献
1）厚生労働省．"令和2年度診療報酬改定Ⅲ-1 医療機能や患者の状態に応じた入院医療の評価⑲：排尿自立指導料の見直し"．令和2年度診療報酬改定説明資料等について．179．https://www.mhlw.go.jp/stf/seisakunitsuite/bunya/0000196352_00001.html（2020年3月閲覧）

（佐藤静恵）

第1章　「おむつフィッター」が伝えたいおむつケアと排泄ケア

2 スキンケアにおむつケアと 排泄ケアでどうかかわる？

 おむつケアと排泄ケアでは介護負担の軽減とQOL向上に配慮

排泄手段がおむつの使用になると、さまざま皮膚トラブルや困りごとを招く場合があります。そのため、おむつを使用するうえでのメリットとデメリットを知り、適切におむつを選択し正しく使用することが重要です。そのうえで、患者さんや介護者に負担のない方法を伝え、患者さんと介護者のQOL向上につながるようなおむつケアと排泄ケアを行いましょう。

 主な皮膚トラブルの原因とスキンケアの注意点

高齢者やおむつを長期間にわたって使用している患者さんの皮膚は、乾燥しやすく、表皮が薄く、脆弱です。また、防護力が低下して、刺激に弱くなっていることにも注意します。

尿は時間が経つとアルカリ性に傾くため、皮膚が刺激を受けやすくなります。おむつ内の汗や尿で臀部周囲が蒸れて、皮膚の浸軟が起こると、皮膚トラブルが発生しやすくなります。便もアルカリ性の消化酵素が多く、特に下痢便には腸内細菌も多く含まれるので、皮膚トラブルを招きやすいということにも注意します。

事例紹介

皮膚トラブルのある腸瘻患者への除圧とおむつケアの一例

- **患者**：30歳代、男性。体重30kg。
- **状態**：脳性麻痺の既往あり。骨突出が著明。寝たきり状態で気管切開・経腸栄養。

受診後

受診時、仙骨部や足に褥瘡が繰り返し出現していました。創処置、体圧分散、ポジショニングなどのケアを行ったところ、治癒しました。当初、スキンケアとしては、創処置の方法や経過が適切に行われているかを電話で確認し、指導していただけでした。しかし、その後、経腸栄養が腸瘻から漏れたことから皮膚トラブルが起こり、再受診となりました（図1）。

除圧によるスキンケア

腹圧のかからない体位で栄養剤が注入されているか、注入時間も含めて再確認しました。医師により腹部と腸瘻チューブの間に外用薬による処置を受けた後、こより状のティッシュペー

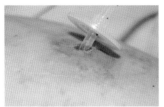

図1　腸瘻の挿入部
経腸栄養の漏れによる皮膚トラブルがみられる。

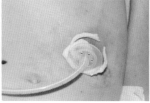

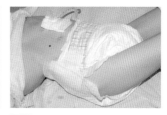

図2　おむつのサイズ変更後
おむつが腸瘻チューブにかからなくなった。

パーを巻いてチューブ挿入部の皮膚への圧迫を除去するように患者指導を行いました。

おむつケア

　大人用Sサイズのおむつを着用していましたが、腸瘻がおむつ内に入ってしまい、腸瘻が圧迫されていることが考えられました。そのため、適切なサイズのおむつを検討するために、より小さいおむつのサイズも試すことにしました。

　また、おむつの基本的な当て方も患者さんに指導しました。患者指導の前に、まずリフレ®の担当者に身体的な特徴を伝えて、サンプルを自宅に送ってもらいました（「リフレ®簡単テープ止めタイプ　横モレ防止 SSサイズ」）。さらに、「サンプルの試用中にサイズが合わなければ次にどれがよいか？」とアテントの担当者に相談したところ、アテントのグーン スーパー BIG テープ（アウター）、グーン スーパー BIG 安心吸収パッド（インナー〔尿吸収量 約300mL 未満〕）のサンプルを自宅に送ってもらいました。その結果、おむつが腸瘻にかからなくなり、皮膚への圧迫を軽減することができました（図2）。

　鼠径部のギャザーが皮膚を圧迫していないか不安であったため、受診後、患者さんに電話して確認したところ、使用感はよく、発赤などのトラブルはなかったとの返事をもらいました。「同じ病気があっておむつで困っているほかの人たちにも教えたい」とも言われました。

振り返り

　患者さんが褥瘡を訴えて受診するときには、患者さんの皮膚が圧迫されることをできるだけ避ける必要があります。そのため、できるだけ待ち時間が短くなるように配慮して受診時間を伝え、院内にも体圧分散式ウレタンマットを用意しています。

　さらに、受診時は送迎車まで迎えに行き、リクライニング車いすからの移動・移乗をできるだけすみやかに行えるように介助しています。

肛門皮垂・肛門痛のある患者への指導とおむつケアの一例

- **患　者**：20歳代、女性。肛門皮垂（スキンタグ）、肛門痛により受診。
- **状　態**：便の性状はブリストルスケール2（やや硬い便）〜6（泥状便）。肛門周囲にびらんあり。

患者指導

　医師により、肛門周囲のびらんに対して真菌軟膏や抗アレルギー薬が処方されました。また、便性のばらつきが多かったことから、コントロールには酸化マグネシウムが処方されました。看護師は水分摂取、温水洗浄便座の使用、骨盤底筋訓練などについてパンフレットを用いて患者指導を行いました（図3）。

　泥状便となったときは温水洗浄便座を使用しても、スキンタグが原因で肛門周囲に便が付着

第1章　「おむつフィッター」が伝えたいおむつケアと排泄ケア

水分の摂り方

人間の身体の約60％は水分でできています。排泄や汗、腸液などによって1日約1.5〜2Lの水分が失われるため、水分補給は生命を保持するために必要不可欠です。水分が不足すると、身体の不調や便秘の原因となります。

摂取する水分のなかでも、身体に残りやすい水分と、すぐに尿となって排出されてしまう水分があります。カフェインの含まれている飲み物は利尿作用があるため、水分摂取には適していません。嗜好品として飲んでもよいのですが、水分摂取には含めないでください。

水分を一度に大量摂取すると、身体は水分量を調節しようとして、すぐに尿として排出してしまいます。1回にコップ1/2〜1杯程度の量でよいので、こまめに水分を摂るようにしましょう。

○ カフェインの含まれない飲み物
水　麦茶

✕ カフェインの含まれる飲み物
緑茶　ウーロン茶　コーヒー

水分摂取に含めない

※牛乳やジュース、スポーツドリンクなどにはカロリーがあるため、水分ではなく「食事」として考えます。そのため、水分摂取には含めないでください。

2時間以上間隔を開けず、
コップ1/2〜1杯の量をこまめに飲む
1時間〜1時間半に1回は水分を摂るようにしましょう
（ノンカフェインの飲み物で1日1.5L以上の水分摂取が目安です）

排便方法

排便時は肛門をしっかりと緩めた状態で便を出すことが重要です。しかし、肛門の筋肉は意識して緩めることが難しい筋肉です。排便時は足を肩幅に広げ、両肘を膝につけるようにして、前傾姿勢をとると、便が出やすくなります。必ず便意があってから排便するようにします。

つま先立ちかかとを上げる

①便器に座ったら、**背中を丸めた前傾姿勢**をとり、踵を上げる。
②肛門を緩める**イメージ**を頭に思い浮べる。
　便を出し終わるまで、緩めるイメージを保ち続ける。
③呼吸を止めずにお腹を凹ませる程度に腹圧をかける。
※便が出にくい場合は腹圧をかけてもよいですが、**呼吸を止めずに**、下腹部に軽く力を入れる程度にしてください。

温水洗浄便座の使い方

肛門は便を我慢するときに収縮し、出すときに緩むといった機能があります。しかし、排便前に温水洗浄便座で刺激して便を出したり、排便後に温水洗浄便座で肛門に水を入れて洗ったりするといった使い方をしていると、肛門の機能に異常をきたします。肛門は通常、外部から物が侵入しないようになっていますが、温水洗浄便座で水を無理やり外部から入れることで肛門の機能が壊れ、便失禁や排便障害の原因となります。

温水洗浄便座を使って肛門周囲の皮膚を清潔に保つことは大切ですが、使用時には、「汚れを落としてから、紙で優しく拭く」ことを心掛けてください。

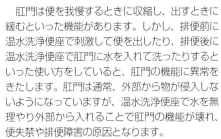

温水洗浄便座は水の勢いを弱にする
肛門を締めながら、周りの汚れを落とす程度に使用する

図3　患者指導で用いるパンフレット（院内資料）

したままになることがあります。そのためか、患者さんは洗浄の強さを「中」にしており、肛門への刺激が強くなっていたため、びらんが起こっていることが考えられました。そこで、患者さんには、洗浄の強さを「弱」にして、肛門を締めた状態で洗浄し、トイレットペーパーで拭くときには優しく愛護的に行うように指導しました。

骨 盤 底 筋 訓 練

骨盤底筋訓練はおならを我慢するときや、おしっこを切るときに使う筋肉を鍛える訓練です。骨盤底筋訓練をすると排便時に肛門括約筋を緩めることができるようになるため、排便時の肛門の負担を軽くし、便を出しやすくなります。

骨盤底筋訓練は、いつでも、どこでも、行うことができる体操です。身体の力を抜いて、リラックスした状態で行いましょう。

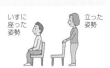
いすに座った姿勢　立った姿勢

①肛門を締めた状態を**2～3秒間**維持する。
②肛門の力を抜き、肛門を緩めた状態を**4～6秒間維持する。**

↓

1日1セット 30回連続

・時間を決めて、毎日行ってください。
・就寝直前や起床直後は集中力がないため避けてください。
・集中できる環境で1人で行ってください。

POINT
・個人差はありますが、効果を実感するまで1～3ヵ月かかることがあります。
・症状が改善された後も継続してください。

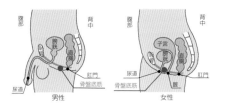
腹部 背中 膀胱 直腸 肛門 尿道 骨盤底筋 **男性**
腹部 背中 子宮 膀胱 直腸 肛門 尿道 骨盤底筋 腟 **女性**

図3 患者指導で用いるパンフレット（続き）（院内資料）

おむつケア

患者さんは会陰部の帯下が多く、生理用ナプキンを使用していましたが、蒸れると訴えていました。患部をアセスメントしたところ、物理的刺激が加わり、びらんの悪化も認めたため、軽失禁用布パッド K-Pad®（図4）の使用を勧めました。その後は、使用感がよいとのことで、湿潤もなくなり、痛みと痒みも改善しました。

振り返り

排泄ケアで悩んでいる人が潜在的に多いことを痛感していますが、患者さんそれぞれの問題点を抽出して、対策を考えながら適切な用具を提供することが重要です。

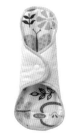
（画像提供：特殊衣料）

図4 K-Pad®
共同開発による軽失禁用布パッド

（三廼利美）

第1章 「おむつフィッター」が伝えたいおむつケアと排泄ケア

3 リハビリテーションにおむつケアと排泄ケアでどうかかわる？

 おむつケア・排泄ケアにかかわる拘縮・廃用症候群

　おむつが厚いと、股を閉じにくくなったり、仙骨座りになったりして、姿勢が不安定になるといった影響が出てきます。動作に制限ができると、体位変換がしにくくなります。体位変換が行われないと、拘縮が悪化し廃用症候群を招くリスクになるだけでなく、臀部周囲への圧迫により、褥瘡が発生しやすくなります。

 リハビリテーションでは皮膚トラブルの悪化に注意

　排泄物のある状態でおむつと皮膚が接していると、おむつがずれたり、摩擦を起こしたりして、皮膚トラブルが悪化することがあります。
　おむつケア・排泄ケアを行う際には、患者・家族やリハビリテーションを行う理学療法士などをはじめとする多職種のスタッフに対して、ポジショニング・車いす移乗の指導などを行うことも検討します。

事例紹介

寝たきり患者の褥瘡に多職種連携でかかわったおむつケアの一例

- **患者**：80 歳代、男性。要介護 3（その後、要介護 5 に変更）。デイサービス・ショートステイを利用。高齢妻と 2 人暮らし後に、息子夫婦と同居。
- **状態**：高血圧、脳梗塞の既往あり。転倒後に寝たきりの生活となっている（麻痺なし）。仙骨部に褥瘡あり（図 1）。尿漏れあり。

尿漏れへの対応（ヘルパーへの指導）
　患者さんはテープ型紙おむつ（アウター）にインナーの重ね使い（図 2）をしており、ヘルパーの介入により、1 日 3 回のおむつ交換を行っていました。まず排泄ケアの問題点として、おむつの重ねばきと尿漏れがありました。そのため、最初におむつのサイズを L サイズから M サイズに変更し、適正化を図りました。
　次に、普段おむつ交換をするヘルパーにも同席してもらい、正しいおむつの当て方を指導しました。おむつの重ね使いは、おむつと鼠径部の間に隙間ができ、尿漏れの原因になるため、基本的に紙おむつ（アウター）と尿とりパッド（インナー）の各 1 枚を組み合わせて使うことを伝えました。そのうえで、①おむつのギャザーを立ててインナーをアウターの中に収めること、

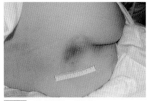

図1 仙骨部の褥瘡

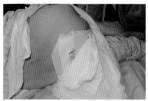

図2 おむつの重ね使い

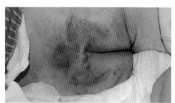

図3 尿漏れと褥瘡の悪化

②吸収体を陰部に密着させること、③紙おむつは鼠径部に添わせて隙間ができないように装着すること、④紙おむつのテープ止めは対角線状に行うことも指導しました。また、ヘルパーに一緒に実技指導も行いました。おむつ交換の指導後は、腸蠕動を促す手技や目的、体圧分散のための背抜きなどの必要性も理解してもらい、今後のおむつ交換時にケアを行うようお願いしました。

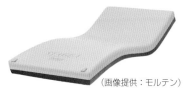

（画像提供：モルテン）

図4 高機能エアマットレス
　　　ステージア

褥瘡への対応（ヘルパーへのアドバイス）

　日中、自宅ではベッド頭側挙上60°にて安静状態、デイサービスではほとんどの時間を車いす上で過ごしていました。これにより、皮膚への圧迫が強くなり、褥瘡部に貼付しているドレッシング材にずれが生じていました。また、排尿時間を確認したところ、利尿薬の筋肉注射後に尿漏れが多いことがわかりました。

　仙骨部の褥瘡が悪化し、色素沈着の改善も認めなかった（図3）ため、理学療法士が訪問リハビリテーションの際に担当ケアマネジャーにポジショニング、車いす移乗の指導の必要性を伝え、デイサービスの担当者にも伝えてもらい、ポジショニングの改善を依頼しました。エアマットレスを変更することも検討し、臀部周囲の吸湿性がよく、端座位から移動しやすいものを提案したところ患者・家族に採用されました（図4）。また、在宅でも訪問診療時の褥瘡処置に加えて、体圧分散式エアマットレスを導入し、訪問看護時にケアを行いました。

褥瘡への対応（おむつのインナー変更）

　臀部が浸軟していたため、やや細い幅で薄めのインナー（尿とりパッド）に変更しました。変更時、経過をみるために介護者にインナーの使用感と患者さんの皮膚状態の観察をお願いしました。家族や訪問看護師からギャザーの線上に発赤が現れたとの報告があったため、やや細い幅の薄めのインナー（尿とりパッド）の使用を中止するように伝えました。

　次に、おむつのインナー（尿とりパッド）で臀部全体を覆う両面吸収タイプに変更して、蛇腹折りにして使用するようにしました。家族や訪問看護師から発赤がみられなかったと電話で報告があり、経過観察でも皮膚トラブルがなかったので、家族や訪問看護師におむつのインナーの注文方法を伝えて購入し、使用してもらうようにしました。

　家族や訪問看護師、介護福祉士をはじめ、おむつ交換などにかかわる人が多い場合は、どの職種の人も視覚的に理解できるパネル（図5）を作成しています。このパネルがあることで、家族が多職種のスタッフに対して毎回おむつの交換方法を説明するという負担がなくなるとともに、おむつ交換の手技を統一させることができました。

振り返り

　2ヵ月後、褥瘡は治癒し、尿漏れが起こるというトラブルもなくなりました。経過観察中は、アセスメントした情報を各施設で共有するために市内共通の「介護連絡帳」に情報を記載していました。「介護連絡帳」があることで、各施設と情報を共有しながら確認や指導を行うことができました。

第1章

「おむつフィッター」が伝えたいおむつケアと排泄ケア

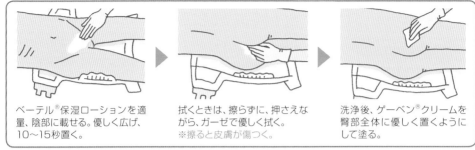

ベーテル®保湿ローションを適量、陰部に載せる。優しく広げ、10〜15秒置く。	拭くときは、擦らずに、押さえながら、ガーゼで優しく拭く。 ※擦ると皮膚が傷つく。	洗浄後、ゲーベン®クリームを臀部全体に優しく置くようにして塗る。

図5　おむつ交換（清拭）のパネル
保湿成分や軟膏剤の塗布、臀部周囲の清拭などについて、注意点も含めて丁寧にわかりやすく説明する。

「おむつフィッター」としてのおむつケアへのアドバイス例

- **患者**：80歳代、女性。身長140㎝、体重30kg。要介護5。
- **状態**：脳出血後の左手麻痺あり。寝たきり状態。

「おむつフィッター」としての主なアドバイスの一例

　夜間の尿漏れがひどいため、家族の介護負担が大きくなり、おむつ代もかさむと家族からケアマネジャーに相談があったので、「おむつフィッター」としておむつケアのアドバイスを行いました。当院では、排泄の相談を気軽にしてもらえるよう、排泄相談の案内をトイレ付近に掲示しています（図6）。おむつの相談は電話での受付時間を決めていますが、まずは主な身体的な特徴や困りごとを聞き、受診時には使用中のアウターとインナーを持参してもらうようにしています。また、「おむつフィッター」としてアドバイスを行うために、相談日までに適切なサイズのおむつと尿とりパッドをそれぞれ2種類は準備しています。これはサイズや吸収体が合わないことを想定していることと、「おむつケアはトライ＆エラー」と考えているためです。排泄ケアのアセスメントシート（在宅版）を使用して、おむつの交換頻度や、尿漏れ部位などの聞き取りを行います。家族への聞き取り内容に応じて、おむつのサイズや当て方について指導を行います。

おむつケア

　本事例では、患者さんにとっては大きめのMサイズを使用していたことから、Sサイズへの変更について提案しました。その際には、身体に合ったサイズでないと隙間ができることを伝えたうえで、おむつのアウターとインナーを1枚ずつ組み合わせることやおむつと尿とりパッド内の立体ギャザーを立てて鼠径部に添わせて当てることなど、おむつの基本的な当て方を説明しました。数日後、尿漏れがなくなり、介護負担と経済的負担が減ったとの報告を受けました。

　「おむつフィッター」としてアドバイスができるように、日ごろから近隣のおむつ販売店を見て回り、紹介した商品の取り扱いがあるかどうかなども確認しています。また当院には、いろいろなおむつを試せる「おむつの部屋」を設置しています（図7）。家族や介護を行う人には、選んだサイズが合っているかを確認してもらい、また試用してもらって、使用感がよければ購入方法を伝えるようにしています。

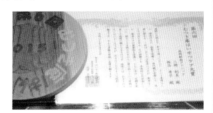

図6　トイレ付近に掲示している排泄相談の案内

振り返り

　排泄は日常生活の一部であり、排泄介助を受ける人と行う人の両者が安全な状態で、安心できるようにする必要があります。排泄ケアはその人の最期まで続きます。排泄ケアを通してケアされる人とする人が対等であることで、両者の尊厳が守られると思います。排泄ケアを丁寧に行うことで心が通い、お互いに温か

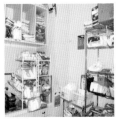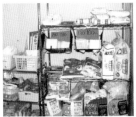

図7　当院に設置されている「おむつの部屋」

く優しい気持ちになれるのではないでしょうか。「尊厳を守り、その人らしく生きることを支える」という思いを大切にする必要があります。適切な排泄ケアがあることで、心身ともに負担が少なくなり、症状の改善やQOLの向上につながります。さまざまな知識や技術だけではなく、温かい思いをもってケアにかかわるすべての人と連携することが重要です。仕事や身内の介護など、さまざまな立場で排泄ケアをするときに、「排泄ケアされる人が気持ちよくなったかな？」と相手を思いやり、気持ちを込めてケアを行いましょう。介助される人の苦痛を和らげたいという思いがあることで、問題点を見つけやすくなり、行動も起こしやすくなります。排泄ケアでは、ケアを行う人が思いを込めて行い、ケアを受ける人が気持ちよくなるなかで信頼関係が構築されます。相手を思う気持ちを持ち続けることが、排泄ケアの向上と継続につながります。

（三廻利美）

4 認知症ケアにおむつケアと排泄ケアでどうかかわる？

 認知症ケアで求められるパーソン・センタード・ケアの視点

　日本神経学会によると、認知症の代表疾患として、①アルツハイマー型、②脳血管型、③レビー小体型、④前頭側頭葉型（ピック病）、⑤その他（クロイツフェルト・ヤコブ病など）などに分類されます[1]。近年、診断基準・分類も細部化され、早期治療がなされるようになってきました。中核症状、認知症の行動・心理症状（behavioral and psychological symptoms of dementia：BPSD）を観察し、症状に合わせた内服薬治療が行われます。非内服薬治療の場合、BPSDに伴い治療の焦点も違ってきます（表1）[2]。

　認知症ケアの新しい取り組み方として、イギリスのTom Kitwoodはパーソン・センタード・ケアを提唱しています。認知症と呼ばれている人の生活の困りごとに向き合い、介護する日常生活をしづらくしている状況を「困っている人は誰なのか」という視点から考えます。そして、その課題と向き合い、ケアをする視点をもつことが重要であると理解され、繰り返し実践されるようになってきました。

　記憶障害・認知機能障害や、日常生活動作に支障をきたした人を、疾患だけではなく「その人らしいその人の生活を継続していく」という視点から考えることで、かかわり方も違ってくるのではないでしょうか。最近では、認知症ケアにユマニチュード®療法なども加わり、その人に合ったケア方法を探る動きが進んでいます。

 パーソン・センタード・ケアの視点で捉え直すおむつケアと排泄ケア

アセスメントを排泄のスタイルに合った福祉用具の選択につなげる

　一般的に、認知症の人は認知機能や遂行機能の低下により排泄行動がとれなくなってきます。病状により、水分管理が必要となることもあるでしょう。しかし、安易に「おむつ」を提案するのではなく、今置かれている状況のなかでその人に合った方法を考え、排泄行動がとれ

表1 認知症に対する主なアプローチ（文献2より改変）

状態	対応
認知に焦点を当てたアプローチ	リアリティオリエンテーション、認知刺激療法など
刺激に焦点を当てたアプローチ	活動療法、レクレーション療法、芸術療法、アロマセラピー、ペットセラピー、マッサージなど
行動に焦点を当てたアプローチ	異常行動の観察・評価に基づいて導く介入方法
感情に焦点を当てたアプローチ	支持的精神療法、回想法、バリデーション療法、感覚統合、刺激直面療法など

表2 **中等度から重度認知症患者の主な排泄の失敗と対応** (文献3より改変)

原因	状態	対応
排泄器官などの機能障害や神経障害によるもの	・尿意・便意を感じない、訴えられない	・排泄のサインを確認する ・拒否がある場合は、「私は今からトイレに行きますが、一緒に行きませんか」など、さりげなくトイレに誘導する ・尿意・便意を感じない神経因性膀胱の疑いがないか残尿チェックを行う ・泌尿器科などを受診する
	・尿意・便意を感じるが我慢できない、間に合わない	・記録などからパターンをつかみ、時間を見計らって早めに誘導する ・ズボンをはきやすくする ・尿パッドを利用する
記憶障害・失行・失語・遂行機能や認知機能障害によるもの	・トイレの場所がわからない ・トイレを認識できず、トイレ以外の場所で排泄する	・トイレの場所がわかりやすいように案内を掲示する ・動作に注意し、排泄のサインをつかみ、誘導する（誘導は相手のペースに合わせる） ・受容的態度をとり、自尊心に配慮する
	・トイレの構造の記憶がなく、使い方がわからない	・行動をともにして、できる動作でも声を掛けながら手を添えて一緒に行い、できない部分のみを介助する
	・ズボンや下着を下ろせない ・下ろしていないことに気付かずに排泄する ・後始末を忘れる、衣服を整えることを忘れる	・動作を意識させない無意識での動作介助を心掛ける ・行動をともにして、できる動作でも声を掛けながら手を添えて一緒に行い、できない部分のみを介助する ・排泄動作手順を、動作ごとに先に口頭で伝えながら介助する（声を掛けすぎると意識させてしまうので注意する）
	・排泄したことを忘れて何度もトイレに行こうとする	・興味や関心のある作業活動などで、排泄に対する意識を他に向けさせる ・残尿感がある場合は、泌尿器科を受診する
	・衣服がぬれている ・汚れていることを気にしない	・羞恥心から訴えられない場合は、受容的態度をとり、自尊心に配慮して対応する ・拒否がある場合は、「花を見に行きましょう」などと風呂の脱衣所に誘ったり、「外に出かけるので着替えましょう」とさりげなく声を掛けたりする

なくなる原因をしっかりアセスメントして、評価しなければなりません。その人の1日の行動をみることで、その人の排泄スタイルに合った福祉用具の選択につなげていけます。参考までに、中等度から重度の認知症患者の主な排泄の失敗と基本的な対応を紹介します（表2）[3]。

おむつケアと排泄ケアは尿意・便意のサインを見逃さないことから

　前述したとおり、排泄行為は大脳機能・身体機能が低下し一つでも欠けると難しくなります。パーソン・センタード・ケアの理念をもとに対応を考えるなら、おむつケアと排泄ケアでは排尿・排便に関係なく尿意・便意を感じているサインを見逃さないことが最初のポイントになります。疾患が何であれ、人が行動をとるということには、それまでの生活史によって支えられてきた目的と理由があります。

　「認知症だからわからない、できない」というのではなく、相手の立場に身を置いて言葉・行動を観察し、相手が話してくれる言葉の意味を探ることが大切です。相手の人間性を尊重にするには、お互いに異なった個性をもつ者であると認めることが大切です。また、お互いを理解できるようになってこそ、相手に対して丁寧な対応もできるようになると思います。退院時に認知症であると聞いていても、自宅に戻った患者さんと話すうちに、患者さんが自分の思いをきちんと伝えられている、あるいはケアをする人が認知症の患者さんの思いを理解できるようになることもあります。何よりも「私をわかってくれる人」と患者さんに思ってもらえるよ

うな環境・空間をつくることを忘れないでほしいと思います。

　アーサー・クラインマンは「ケアすることの意味」⁴⁾をめぐって、ケアすることとは他者のニーズへの配慮・手当てであると言っています。また、ケアは保護、実際的な援助、連帯意識などを含む個人的・集団的な人間の実践体験であり、身体的・情緒的な対人関係、道徳的・人間的な援助であるとも述べています。そして、ケアを語るときはケアを受ける側のプロセスやケアする側との相互関係も視野に入れる必要があるといいます。

　「わからなさ」を感じとることは楽なことではありません。しかし、その人のその日の姿をありのままに受け入れ、その人に合ったケアを専門的な知識とエビデンスにもとづきながら続けていかなければならないと思います。

事例紹介

排泄行動の繰り返しに排泄ケアと認知症ケアを組み合わせてかかわった例 [5]

- **患者**：94歳、女性。
- **状態**：肺炎で入院後、退院。前頭側頭葉型認知症。自宅ではポータブルトイレで排尿。

入院時

　患者さんは、肺炎のため入院しました。治療も落ち着いたところで、尿意があると病室からトイレまで移動して排尿するようになりました。病室からトイレまでは距離があったため、転倒の危険を回避するために病棟看護師が付き添っていました。排泄を済ませ拭き取った後も、また便座に座り、腹圧をかける行動を繰り返す行動がみられたということです。病棟看護師が「今したところですよ。まだ出るの？」などと声掛けをしても、いったん立ち上がる行動をとるもののまた座り込んでしまうため、病棟看護師はトイレから離れることができないという状況が続きました。泌尿器科も受診しましたが、尿路感染や残尿などがなく、患者さんの腹圧をかける行動の繰り返しは前頭側頭葉型認知症の病状として現れる常同行動と考えられました。

　病棟看護師が患者さんの排泄に伴う常同行動に長時間付き添うことが難しいと判断されたことから、テープ止めの紙おむつ内での排泄となり、定時のおむつ交換でのケアとなりました。退院時には、「認知症が進み、排泄行動の繰り返しもいつ終わるかわかりません。そのため、在宅ではおむつへの排尿を続けるようにしてください」と患者さんの介護者となる息子の妻に話したそうです。

退院直後

　自宅退院となった患者さんは下肢の筋力が低下していましたが、尿意があるとベッドを離れ、入院前と変わらずいつもの定位置にあるポータブルトイレで排尿しようとしていました。介護者である息子の妻はおむつ内への排尿を勧めましたが、患者さんは納得しませんでした。移動も不安定であったため、いつも排泄行動に付き添うことになりました。訪問看護で患者さんの自宅を訪れたときは、転倒防止のために「離床センサーマット」がすでに用意されていました。

おむつケア・排泄ケア

　息子の妻に話を聞くと、Aさんの常同行動は排泄行為にかかわるものだけではなく、手洗いでもみられるということでした。同居しているほかの家族は、患者さんがあまりにも同じ行動を繰り返すので、中断させるように働きかけていました。また、「まだ？　今したのに、出るわ

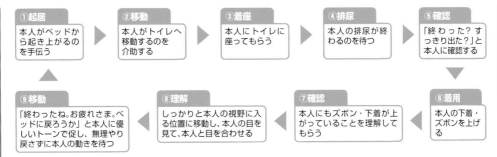

①起居
本人がベッドから起き上がるのを手伝う

②移動
本人がトイレへ移動するのを介助する

③着座
本人にトイレに座ってもらう

④排尿
本人の排尿が終わるのを待つ

⑤確認
「終わった？すっきり出た？」と本人に確認する

⑨移動
「終わったね。お疲れさま。ベッドに戻ろうか」と本人に優しいトーンで促し、無理やり戻さずに本人の動きを待つ

⑧理解
しっかりと本人の視野に入る位置に移動し、本人の目を見て、本人と目を合わせる

⑦確認
本人にもズボン・下着が上がっていることを理解してもらう

⑥着用
本人の下着・ズボンを上げる

図 排泄行動のプロセスに合わせたかかわり

けがない」「またおかしなことをして」と患者さんに言っていたこともわかりました。患者さんの行動の繰り返しを一方的に中断する働きかけは、専門職のスタッフもとってしまいがちです。

　そこで、家族や専門職のスタッフと一緒に「患者さんに対して一方的な押し付けにならない排泄ケアをどのように継続的に行っていくのか」ということについて話し合いました。話し合いの結果、排泄ケアをする人は患者さん本人が行動を起こしたときに、「何をしているの？」と声掛けをして、確認しながらかかわるようにしました。また、テープ止めおむつから紙パンツに変更し、患者さんが自分で紙パンツを上げ下げしやすくしました。　また、患者さんの一連の排泄行動に対しては、起居、移動、着座、排尿などのそれぞれのプロセスにおいて患者さんに合わせてかかわり、声掛けを行うようにしました（図）。その一方で、排泄記録をつけながら患者さんの排尿パターンに合わせてかかわるようにもしました。

　その結果、時間を要しましたが、家族の優しいトーンの声掛けに対して頷き、自分1人で排泄行動や手洗いを完結させることができるようになり、常同行動も少なくなっていきました。その後、下肢の筋力トレーニングをすることで安定した移乗ができるようになり、患者さんは自力で端座位をとったり、移動したりするようになりました。

振り返り

　患者さんにケアをする人は、患者さんの行動に1日24時、常に向き合うことになります。そのため、同じ声掛けをしていても、患者さんにはきつく聞こえたり、怒っているように聞こえたりすることも時にはあります。特にこだわりが強くなり、同じ行動を繰り返すような症状がみられるタイプの認知症の患者さんに対しては、ともすればケアをする側の一方的な考えが強く出てしまいがちになるかもしれません。相手を知り、理解することは容易なことではありませんが、患者さんにきちんと向き合い、目を見て声掛けをしながら相手のペースに合わせることで、患者さんも納得し、行動に変化がみられるようになるのではないでしょうか。

　おむつを見直したり、排泄記録をつけたりするだけでなく、家族や専門職のスタッフと一緒に考えながら、患者さんの「困りごと」に対して丁寧にケアを行うことの大切さにあらためて気付かされ、今後も継続していきたいと思いました。

引用・参考文献
1) 「認知症疾患診療ガイドライン」作成委員会編. "CQ1-3：認知症の原因にはどのようなものがあり，どのように分類するか". 認知症疾患診療ガイドライン 2017. 日本神経学会監. 東京, 医学書院, 2017, 6-7.
2) 前掲書. "CQ3A-7-1：認知症の非薬物療法にはどのようなものがあるか". 67-8.
3) 松下太. "認知症と排泄". はいせつケア・リハ. 名古屋, gene, 2019, 128.
4) 江口重幸ほか. ケアをすることの意味：病む人とともに在ることの心理学と医療人類学. 東京, 誠信書房, 2015, 122.
5) 西村優子. "認知症の方への排泄ケア". 在宅医療の排尿管理と排泄ケア. 島崎亮司, 浜田きよこ編. 東京, 南山堂, 2018, 210-12.

（板谷孝子）

介護の主な目的はその人らしく暮らせる日常を継続させること

　病院での治療が終わると、患者・家族は地域で生活する場所を選択することになります。患者さんであった人が住み慣れた自宅での生活でいろいろな課題が伴うことになり、課題の克服が困難である場合は、病院、施設、老人ホーム、デイケアセンターなどへと移ることになります。そして、その生活に大きくかかわる専門職の１人が介護福祉士です。介護福祉士は、日常生活を営むうえで支障がある人に付き添い、心身の状況に応じてケアを行います。

　介護福祉士が行うケアの主な目的は、その人がその人らしく暮らせる日常を継続させることです。在宅での「自立」を支援するということは、その人が独り立ちをするための支援をするのではなく、その人が自己表現できるように環境を整え、思いに寄り添い、その人が納得できるかたちにすることだと、私は思います。

　例えば、対話をすることについて考えみましょう。課題となるその人の困りごとは、ケアをする人のなかでの困りごとと重なる部分もあれば、異なる部分もあります。ケアをする人は困りごとの重なる部分と異なる部分を整理することで、その人の思いをその人自身に合ったかたちにすることができ、それによってその人が安心できる環境をつくることができるように思います。

個別性のある排泄を「できなさ」や不便さから理解する

　暮らしの基本となる排泄はデリケートな部分です。その人にとって独自のルールが存在すると同時に、人には知られたくない気持ちが伴っています。その人が生活してきた環境のなかでつくってきたという意味で、排泄には個別性があります。これまでできていた排泄が神経・身体機能の低下によりできなくなるという状態は、生命のある限り必要となる食事、睡眠、そして排泄などのうちの１つが崩れていくことを意味します。その人にも、そしてケアをする人にも、排泄ができなくなったという状態を受け入れ、理解するまでには、どちら側も時間を要します。

　例えば、排泄行為だけでも９つの動作が必要であり、１つでもできないと何らかの問題が生じるといわれています（図）[1]。そのなかで、ケアをしている相手ができていることやできていないことを探すのはとても大切です。その人を理解し、できていることだけでなく、できていないこと、あるいは「できなさ」を理解するには、何よりもまず自身が「できなさ」から起こる不便さを体験して感じる必要があります。

　おむつをはいたときの感覚、そしてそのなかに排尿すると、尿とりパッドが尿を

吸収することで、どの部分を不快に感じ、行動を起こすときにどのような不都合があるかを感じられます。五感を使って全身で排泄の「できなさ」や不便さを体験することが、ケアをしている「相手を理解すること」の第一歩につながると思います。

その人の全体像をみながら個別性のある排泄ケアを行う

　看護ケアのスキル向上のための研修や、マニュアル化されたおむつの正しい当て方を学ぶことも必要ですが、何よりも大切なことは「その人に合ったケア」についてケアを受ける相手と一緒に考え続けることです。

　ある研修に参加したとき、「私の施設では"おむつをしない施設"を目指しています」と話す人がいました。それを聞いて、「その施設のなかに夜間おむつをしていると、安心できるという声があったとしたら、"おむつをしない施設"という目標は本当の意味で適切だといえるだろうか？」と私は思いました。

　施設に限らず、ケアをする側に合わせた定時おむつ交換の時間枠が設けられているところが多いのが現状です。しかし、そのような現状にあるからこそ、「内服薬を飲んで寝ている人に定時おむつ交換の時間帯が適しているのか」と疑問に思うことが大切なのではないでしょうか。その人に合った排尿リズム、身体機能、食事、服薬、睡眠サイクルに応じて、排泄ケアを行うことこそが本当に望まれていることではないでしょうか。

　大切なのは、排泄という行為のみにフォーカスするのではなく、その人の全体像をみながらそれぞれの個別性に合った排泄ができるようにケアをすることです。自分の価値観を押し付けず、その人が持つ目的を共有し、達成するといったプロセスが重要なのです。

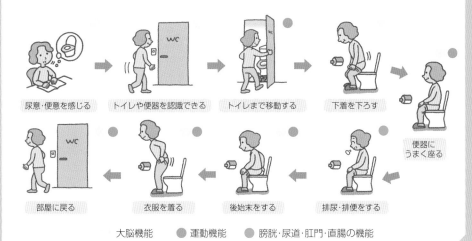

尿意・便意を感じる　トイレや便器を認識できる　トイレまで移動する　下着を下ろす　便器にうまく座る　部屋に戻る　衣服を着る　後始末をする　排尿・排便をする

大脳機能　●運動機能　●膀胱・尿道・肛門・直腸の機能

図 トイレでの排泄行動の流れ（文献1より作成）

在宅の「自立」は自分らしく安全・快適に生活できること

　在宅で暮らしの基本となる食事や排泄を行う際には、介助が必要と思われる人に合った適切な福祉用具を考えたり、ポータブルトイレの位置を変えたりすることにより、安全に自然排尿を行えるようにすることを検討します。トイレの場所が把握できないようであれば、トイレに迷わず安全に行けるように視覚的に理解できる案内などを掲示します。また、食事の姿勢を整えることで、快適においしく食事を摂れるようにすることも大切です。

　ケアを受ける人が自分らしく安全・快適に生活できるという意味での「自立」に向けて、介護福祉士はきめ細やかにケアを行っていきます。ケアを受ける人の生活のなかで多くの時間を共有しながら、介護福祉士は「その人の困りごとは何か」ということを常に身近に感じながらケアのあり方を考えたり、変えたりしながらかかわっていきます。

　例えば、介護福祉士がケアを行う場合、排尿に問題が生じているからといってすぐにおむつの使用というケアを選択することはありません。その人の排泄パターンを排尿チャートに3日間以上かけて記録しながら、その人に合った排尿の誘導について検討します。そのうえで、さまざまな種類があるおむつのなかからどのような種類や組み合わせがその人にとってふさわしいのかを考えていきます。また、排尿量、排便の状態、水分摂取量、食事量なども記録して全身状態を把握し、排尿・排便のタイミングや水分や食事の分量やタイミングをその人の生活のなかで、理解を得ながらその都度調整していきます。そのようななかで、介護福祉士はその人だけが尿意を感じたときにみせる行動を読みとる観察力が身につき、個別性のある排泄に合わせたケアを行えるようになっていきます。それによって、「認知症だからわからない」といって一方的にケアを押しつけるのではなく、「認知症でもわかる」という姿勢で排泄ケアを行うことができるようになります。

介護福祉士や多職種と看護師が一緒に行える「いのちのてあて」

　このように考えると、介護福祉士は家族の次にケアを受ける人に近い存在なのではないでしょうか。ケアを受けている人のことを理解することは、とても難しいことだと思います。その人を知ろうとすると、わからなさもみえてきます。しかし、そうであっても、そのときどきに何らかの力を借りながらその人を理解しようという過程がとても大切なのです。そして、わからないことを把握し、理解しようとし、何らかの力を借りながらお互いに納得のできるケアを行うというプロセスをその人

や家族と一緒に共感し、試行錯誤しながらともに生きるということこそが、介護福祉士ならではのかかわり方といえるのではないでしょうか。

　特に在宅という現場においては、その人の生活を長い時間をかけてみている介護者がその人のことを比較的よく理解できる環境下にあります。そのように考えると、介護福祉士が看護師に伝えられることは、長い時間をその人と一緒に過ごしているからこそみえてくる「その人に合ったケア」なのかもしれません。介護福祉士や看護師が排尿チャートの記録を共有しながらアセスメントを行い、かかわっているすべての人が一緒に考えることで、多職種のスタッフがそれぞれの視点から得られたさまざまな情報が整理されていきます。一緒に考え意見を交わすなかでその人の望むものや価値観がみえてくるようになると、多職種の医療スタッフが一緒になって行うことができる「その人の暮らしに合った排泄ケア・おむつケア」のかたちがみえてくるのではないでしょうか。

　ケアは「癒す」と訳されることがありますが、生命の維持や疾患の治癒といった医学的な視点だけがあるのではありません。特に在宅では、思いや暮らしも含めたその人の全体像という意味で「いのち」という視点からケアを行う看護や介護の視点がとても大切です。人の数だけ生き方があります。さまざまな専門職が一緒になって、それぞれの知識やアプローチをもっと「いのちのてあて」に生かしてほしいと私は思います。介護福祉士や多職種と看護師が一緒に行っているのは、生命から「いのち」へのバトンタッチであるともいえるのですから。

引用・参考文献
1）宮原富士子. 女性の包括的健康支援へのチャレンジ：薬剤師によるコンチネンスケアサポート. m3. 2016. https://www.m3.com/open/iryoIshin/article/409919/（2020年3月閲覧）
2）島﨑亮司, 浜田きよ子編. 在宅医療の排尿管理と排泄ケア. 東京, 南山堂, 2018, 225p.
3）浜田きよ子編. 自立を促す排泄ケア・排泄用具活用術. 東京, 中央法規出版, 2010, 200p.
4）浜田きよ子監. プロの排泄ケア入門 おむつマスター. 名古屋, 日総研出版, 2012, 149p.

（板谷孝子）

第1章

「おむつフィッター」が伝えたいおむつケアと排泄ケア

MEMO

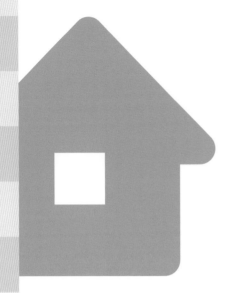

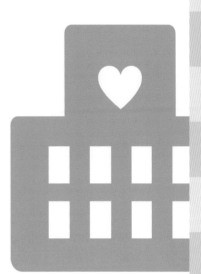

第
2
章

おむつケアと
排泄ケアの
基本

1 排尿・排便と排泄ケアのかかわり

 排泄ケアと看護ケア

看護の本質を患者の生活行動に対するケアとして考える

　食事・睡眠・排泄は、人が生きていくうえで特に欠かせない基本行動だと思います。マズローの欲求5段階説においても、一番土台となる生理的欲求の1つです。看護師の職務とされているもののうちの1つである「療養上の世話」とは、従来自ら行ってきた人間としての基本的な営みを支援することです。つまり、誰にも代わりができない患者さんの生活行動を、その人が望むやり方やタイミングで行えるようにケアすることです。このように考えると、患者さんの生活行動をケアすることこそが看護ケアの本質だといえるのではないでしょうか。

排泄を生活全体のなかで捉えてケアを行う

　排泄をするということは、本来は気持ちのよい行為でなければなりません。しかし、それはとても個人的な行為であり、できれば人に知られたくないという隠された行為でもあります。そのため、トラブルが起きても自分で対処することになったり、他人にはなかなか相談できなかったりするという人も多くいます。さらに言えば、要介護状態となり、自分で排泄の処理ができなくなると、患者さんのつらさは計り知れないものとなります。私たちはその気持ちを十分に理解し、正しい知識と技術をもって、患者さんに「気持ちよく排泄できた」と少しでも感じてもらえるケアを行う努力を怠ってはいけません。

　大切なのは、患者さんにとっての排泄の問題を目先のトラブルだけではなく、生活全体のなかで捉えることです。看護師がもつ幅広い知識と総合的な判断によって、「その人らしい排泄のかたち」を患者さんや日常的に介護・ケアを行う人とも一緒に考え、快適な暮らしを支える必要があります。

 排尿の仕組みと下部尿路機能障害

　看護ケアや介助、アセスメントを行ううえで、正常な状態を理解していることは大変重要です。何をもって正常と判断し、異常と判断するのか。また、疾患に対し理解していることで、どのように援助を行えばよいのかを判断することができます。

排尿の仕組み（図1、表1）[1～3]

　排尿では、腎臓で生成され、腎臓に流れ込んだ血液が濾過・再吸収され、使われなかった余

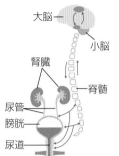

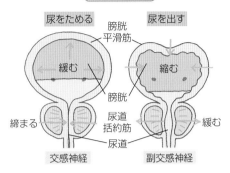

図1 排尿の仕組み（文献 1 より作成）

表1 成人の正常な排尿の目安（文献 2、3 より作成）

- 膀胱状態（膀胱蓄尿量）：300 ～ 500mL
- 尿意：200 ～ 300mL
- 尿道長：男性 16 ～ 20cm ／女性 3 ～ 4cm
- 1日排尿量：1,000 ～ 1,500mL
- 1回排尿量：200 ～ 400mL
- 1回排尿時間：20 ～ 30秒（1分以内）
- 1日排尿回数：5 ～ 7回
- 排尿間隔：3 ～ 5時間に1回（夜間1回）
- 尿流率：20 ～ 30mL ／秒
- 排尿の色：淡黄色～淡黄褐色、透明（混濁なし）

分な塩分やビタミン、有害なアンモニアを含む「尿素」が不要となった水分とともに体外に尿として排出されます。膀胱内の蓄尿量が200 ～ 300mLになると尿意を感じます。交感神経が興奮して膀胱を弛緩させ、尿道は尿道括約筋によって締め付けられます。最大膀胱量が350 ～ 400mLになると、大脳皮質から排尿中枢を興奮させ膀胱を収縮させます。これらの一連の神経反射によって円滑な排尿が行われます。

　高齢になるとすべての機能が衰えて、さまざまな変化がみられるようになります。腎臓、膀胱、尿道といった臓器自体の機能も低下します。排尿障害が起こると外出できなくなり、さらには自尊心が傷ついたり、そのほかの障害につながる可能性もあります。

下部尿路機能障害

　下部尿路機能障害には、排尿障害と蓄尿障害があります（表2）。排尿障害は、スムーズに尿が出ない場合や出し切れない場合、あるいは尿がない場合などが考えられます。蓄尿障害は、尿をうまくためることができない場合などが考えられ、排尿回数が多い頻尿、我慢できずに漏れてしまう尿失禁、急に尿意を感じる尿意切迫などがあります。

　尿失禁（表3）に対しては、骨盤底筋訓練や膀胱訓練といった患者指導や、肥満の改善や排尿時の姿勢の工夫といった生活指導などを行います。また、リハビリテーションや福祉用具の選択なども行うことがあります。詳細なケアの内容については、医師の指示のもとで行うようにします。

表2 排尿障害と蓄尿障害 （文献4より改変）

種類	主な症状	主な原因
排尿障害	・おしっこの勢いが弱い（尿勢低下） ・おしっこに時間がかかる（排尿遷延） ・おしっこの線が細い（尿線細小） ・おしっこの切れが悪い（尿終末時滴下）	・前立腺肥大症 ・神経因性膀胱（脊髄疾患、脳血管疾患、糖尿病など） ・重度の骨盤臓器脱（膀胱瘤、子宮脱） ・骨盤内臓器の手術後（直腸がん、婦人科がん） ・内服中の有害事象　など
蓄尿障害	・おしっこが近い（頻尿・夜間頻尿） ・おしっこを我慢するのがつらい 　（尿意切迫） ・尿を漏らしてしまう（尿失禁）	・過活動膀胱 ・肥満などの生活習慣病 ・神経因性膀胱 ・間質性膀胱炎 ・軽度の骨盤内臓器脱 ・膀胱炎 ・膀胱結石　など

表3 尿失禁の主な原因

種類	主な症状	主な原因
腹圧性尿失禁	・咳やくしゃみなど腹圧がかかると、思わず尿が漏れてしまう	・肥満・出産・老化による骨盤底筋群の衰え
切迫性尿失禁	・突然激しい尿意を催し、間に合わず漏れる ・1回排尿量が少なく、何回もトイレに行く	・膀胱機能の問題 ・意に反して膀胱が収縮した結果失禁する ・原因不明の特発性であることも多い
溢流性尿失禁	・膀胱がいっぱいなのに排尿がうまくいかず、尿漏れが起こる	・膀胱より下部の尿路の閉塞や膀胱収縮能力の著しい減弱により尿を排出できず、膀胱内圧が高まって起こる
機能性尿失禁	・尿意があるにもかかわらず、排尿の動作などに時間がかかり過ぎて、尿漏れが起こる	・運動機能障害のため、排泄動作がうまくいかずに起こる ・意欲障害などのために起こる

排便と排便障害の仕組み[5~7]

排便の仕組み

　口から摂取した食物は食道→胃→十二指腸→小腸→大腸→直腸→肛門へと向かい、排出されます。胃内で粥状になった食物は十二指腸で膵液と胆汁、そして腸液と混ざり、三大栄養素（タンパク質・糖質・脂質）の消化が行われ、大腸で液状から固形化し、糞便となります（図2）。

　正常の場合、1～3日でこの流れが終わりますが、スピードが遅くなると便秘になり、早くなると下痢になります。排便は、便の生成・輸送・知覚・保持・排出といった流れで起こります。直腸に便が送られると直腸壁が膨らみ、その刺激が脳に伝わり便意が生じます。そしていよいよ排便になると、大蠕動が起こって糞便を肛門へと運びます。内肛門括約筋が弛緩し、いきみにより腹圧が高まるとともに、外肛門括約筋・恥骨直腸筋・肛門挙筋が弛緩することで、排便となります。便が正常であるかどうかは、ブリストルスケール（図3）などで評価できるようにします（表4）。

排便障害

　排便障害には、便秘と便失禁・下痢などがあります。排便習慣は人によりかなり個人差があるので、対象者の排泄習慣をよく把握する必要があります。

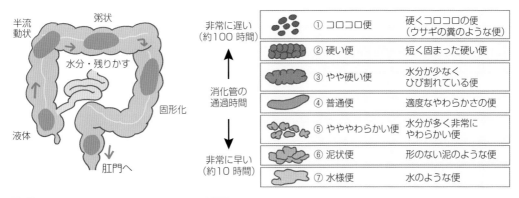

図2 **大腸内での便の状態**
（文献1より作成）

図3 **ブリストルスケール**

表4 **排便の観察（正常の場合）**

- 回数：1～3回／日
- 量：100～250g／日
- 色調：痰褐色～黄褐色
- 形状：固形または有形便
- 臭気：インドール・スカトール臭
- 成分：水分75％／固形分25％

表5 **便秘の種類**

種類	特徴と原因
器質性便秘	・大腸がんや術後の癒着など、便の通過が物理的に妨げられて起こるもの
機能性便秘	・腸の動きの異常によって起こるもの ・弛緩性便秘、痙攣性便秘、直腸性便秘などがある
症候性便秘	・全身の病気の症状として起こるもの
薬物性便秘	・抗うつ薬、抗コリン薬、咳止めなどにより、大腸の蠕動運動が抑えられて便秘となるもの

◇便秘

　便秘は、器質性便秘、機能性便秘、症候性便秘、薬物性便秘の4つに大別されます（表5）。器質性便秘とは、便の通過が物理的に妨げられて起こるものを指します。例えば、大腸がんや術後の癒着、炎症性腸疾患などによる便秘です。機能性便秘は腸の動きの異常によって起こるものを指し、弛緩性便秘、痙攣性便秘、直腸性便秘などがあります。例えば、生活習慣やストレス、加齢などにより、大腸の働きが乱れたときに起こります。症候性便秘とは全身の病気の症状として起こるものを指します。例えば、甲状腺機能低下症や副甲状腺機能亢進症では大腸の蠕動運動が弱くなり起こります。薬剤性便秘とは、抗うつ薬、抗コリン薬、咳止めなど、大腸の蠕動運動が抑えられて便秘となるものです。

　便秘の対策としては、水分補給や運動のほかにも生活習慣の改善・食物繊維の摂取などを行います。排便や排ガスを我慢し過ぎず、適切な排泄習慣を身につけるよう患者指導を行うことが大切です。詳細なケアの内容については、医師の指示のもとでケアを行うようにします。

◇便失禁・下痢

　便失禁については、漏出性便失禁、切迫性便失禁、溢流性便失禁、機能性便失禁、漏出・切迫性便失禁などがあります（表6）。また、下痢には、浸透圧性下痢、分泌性下痢、滲出性下痢、腸蠕動亢進性下痢などの種類があります（表7）。

表6 便失禁の種類

種類	特徴と原因
漏出性便失禁	・便意を伴わないで、気付かないうちに漏れるもの ・原因として、内肛門括約筋の障害、神経障害などがある
切迫性便失禁	・便意はあるが、トイレまで我慢できずに漏れる状態 ・原因として、下痢、外肛門括約筋の障害、直腸の便貯留能の低下などがある
溢流性便失禁	・たまり過ぎた便が溢れ出てくる状態 ・原因として、神経障害や便を我慢し過ぎる、水分摂取不足などがある
機能性便失禁	・トイレの場所や位置がわからないなど、排便に関する判断や動作ができないために起こるもの
漏出・切迫性便失禁	・漏出性と切迫性が絡み合って漏れるもの

表7 下痢の種類

種類	特徴と原因
浸透圧性下痢	・食べた物の浸透圧が高いと、腸で水分が吸収されず起こる ・原因として、乳糖不耐症、過食による消化不良、人工甘味料の過剰摂取、暴飲暴食などがある
分泌性下痢	・食品中の細菌やウイルス、ホルモン、アレルゲンなどの影響で、腸液の分泌が多くなって起こる
滲出性下痢	・腸に炎症がある場合、そこから血液成分や細胞液などが滲み出て起こる ・例えば、クローン病や潰瘍性大腸炎などによる下痢などがある
腸蠕動亢進性下痢	・蠕動運動が活発過ぎて食べ物が短時間で腸を通過し、水分吸収が不十分になり起こる（過敏性腸症候群）

　下痢になると多くの水分が失われるため、水分補給が必要です。脱水にならないように、水分補給を十分にしましょう。冷たいものは避け、ぬるめの番茶や白湯、スポーツ飲料などにします。食事も腸に負担をかけないよう野菜スープや粥にします。腸を温めて自律神経を整えます。

　カレーなどの香辛料がきいたものは腸の運動を活発にするため避けます。食品で下痢をしやすく続く場合（牛乳・糖代謝・油）その食品の摂取を控えます。また、発酵食品を摂り、腸内環境を整えます。何よりもストレスを避け、十分な睡眠をとるようにします。詳細なケアの内容については、医師の指示のもとで行うようにします。

引用・参考文献
1) 浜田きよ子. おむつトラブル110番：高齢者のQOLを高めて介護者の悩みも解決！. 大阪, メディカ出版, 2015, 136p.
2) 室田卓之. 男女ともに見られる尿漏れ、頻尿. 関西医科大学第10回市民公開講座. 2008.
3) ユニ・チャーム. 排泄ケアナビ：高齢者の排尿の基本. http://www.carenavi.jp/jissen/nyo_care/tokucho/kihon.html（2020年2月閲覧）
4) 長崎大学大学院医歯薬学総合研究科泌尿器科学. 排尿障害（前立腺肥大症、過活動膀胱、神経因性膀胱、尿失禁、骨盤臓器脱）. http://www.med.nagasaki-u.ac.jp/urology/patients/clinic/dysuria/（2020年2月閲覧）
5) 奥田由美ほか. 高齢者の排便障害とケア. 臨床老年看護. 26(5-6), 2018, 23-9.
6) 日本コンチネンス協会. 排泄ケアの基礎知識. http://www.jcas.or.jp/care.html（2020年2月閲覧）
7) 川村佐和子ほか編著. "「排泄」という生活の支援". 自立に向けた食事・調理・睡眠・排泄の支援と終末期の支援. 東京, 建帛社, 2009, 125-39.

（松平いづみ）

コラム　退院後を視野に入れて行う排泄ケア

「排泄ケアの充実」と「患者さんのために」という思い

　あなたが取り組んだ排泄ケアで「月に数万円かかっていた費用がぐっと減った」「おむつ外しがなくなった」「元気になった」と言われたり、あなたが行った排泄ケアを認めてもらえると素直にうれしく感じませんか？

　時間が来たからおむつ交換をする。トイレ誘導をする。教えられたように業務をこなす。おむつについての勉強を特に行ったこともなく、製品の適応や特徴を考えることもなく、提供されているおむつに交換する。サイズが合っていなくても「準備されたものだから」と納得させ、疑問に感じても口には出さない……。以前、私にはそんな日々が続いていました。

　そんなとき、私は褥瘡委員をさせていただくこととなりました。その年の病院目標に、「排泄ケアの充実」と掲げられ、皮膚・排泄ケア認定看護師が行う排泄についての講義を聞きに行きました。そこで、「やっぱり今のやり方は間違っている。私は排泄介助をしているようで、上辺だけしかしていない。このままではだめだ」とあらためて感じ、むつき庵の「おむつフィッター研修」の受講を決心しました。

　受講後は毎回、院内の伝達講習を行い、周りの意識を少しずつ変えていきました。ちょうど病院全体が排泄ケアの取り組みに力を入れ始めたころであったため、スタッフ側の受け入れもスムーズだったと思います。排泄カンファレンスも積極的に行うようになり、困難事例は皮膚・排泄ケア認定看護師や委員会へ持ち込まれるようになりました。病棟の枠を超え、多職種で話し合いを行い、それぞれが患者さんのためにと考えるようになりました。

　その取り組みの結果、「毎月お布団を買い換えていた費用がぐっと下がった」「おむつを重ねることがなくなり、おむつ内の環境がよくなって、おむつ外しがなくなった」「よく眠れて、元気になった」といった声が患者・家族から聞こえてきました。もちろんうまくいっていることばかりではありません。まだまだ課題もたくさんあります。しかし、スタッフも患者・家族も、以前より確実に排泄ケアに対する認識は向上していると感じています。

早期のアセスメントで退院前の「排泄の問題」を改善する

　「人生100年時代」と言われ、「地域包括ケア」という言葉が聞かれるなか、自宅退院を困難にさせる要因として「排泄の問題」は必ずといっていいほど入ってきます。今では、「入院時から入院前の排泄状況に問題はなかったのか」「入院後、どのような排泄方法が適切か」といったことを早期からアセスメントしています。入院中は患者さんの病状を把握しながら、生活環境に合わせられるように援助していきます。

　退院前になると、その時点での排泄状況で自宅に帰ることが可能かどうか、本人や介護者に確認をとります。最後に試験外出・外泊を行い、「実際に生活を行えるのか」「足りない支援はないのか」といったこともアセスメントする必要があります。入院中に、患者さんにとってもケアをする側にとっても排泄についての心配が少しでも改善できていれば、自宅で安心して過ごすこともできます。外出が可能であれば、社会参加も可能となり、フレイルの予防にもつながるかもしれません。

多職種連携に必要な「患者の生活を中心に捉える」という視点

　排泄はとても秘められた行為です。そのため、排泄ケアはただの作業になるのではなく、

第2章

おむつケアと排泄ケアの基本

特に患者さんに寄り添ったケアである必要があります。一番大切なことは、患者さんが主体であって、患者さん本人を支える家族の思いが大切です。先入観をもったり、諦めたり、決めつけたりせずに、患者・家族とよく話し合い、「どうすれば苦痛や負担なく、排泄ができるか」を一緒に考え続けることが大切です。そのうえで、その人のある側面だけを捉えるのではなく、総合的に判断し、暮らし全体を支えられるようなケアを提案する必要があります。

　排泄がうまくいけば、患者さんはよく眠り、よく食べるという、基本的な生活を送ることができます。排泄は、生まれてから死ぬまで行われる基本的な行動です。私たち看護師はケアのプロです。病棟看護師であっても、医療処置にだけかかわるのではなく、医療の知識をもって患者さんの生活のサポートができる看護師にならなくてはいけません。そして、患者さんの生活を中心としたとき、ケアにおける専門的な職種は関係なくなります。対象者にかかわるすべての人と情報を共有し、多職種で取り組んで、患者・家族が少しでも快適に過ごせるようにケアを行いましょう。そのようにケアをともにできる仲間が多くなることを楽しみにしています。

（松平いづみ）

2 おむつケアと排泄ケアのかかわり

 ## おむつケアの基本

おむつの必要性について検討する

「おむつ外し」という言葉がよく聞かれる昨今ですが、本当におむつを外さなければいけないのか考えたことはありますか。排泄にトラブルが生じた場合、不安や苦痛なく快適にその人らしく暮らせる方法がおむつであれば、一番身近で頼れる用具としておむつを有効に使用することは悪いことではありません。しかし、おむつには利点もあれば、欠点もあります。製品によって対象者に合うこともあれば、合わないこともあります。大切なのは、対象者の気持ちに寄り添い、必要な種類を見極めて、正しく使うことです。

　そのためには、まずおむつを使う原因について考えます。尿や便が漏れるからといって、すぐにおむつを選択するということはケアのプロとしては避けたいものです。「ほかの排泄用具では不十分なのか」「なぜおむつが必要なのか」といったことを考えながら、排泄の状況やADLをアセスメントする必要があります（図1）。そのうえで、ケアを行う人の負担なども考

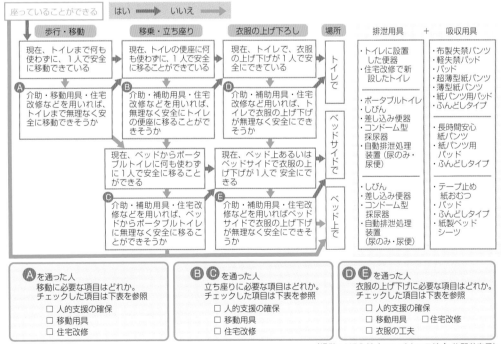

（提供：NPO 法人コンチネンス協会　牧野美奈子）

図1　排泄用具選択の ADL フローチャート（MOCKY 式）

慮しながら、排泄用具や吸収用具（おむつなど）を考えましょう。

おむつのメリットとデメリットを理解する

　おむつは大変便利なものであり、メーカー各社からさまざまな商品が出されていますが、おむつを使用することによって起こる問題やデメリットも理解したうえでケアを行うことが、対象者の生活を支えるうえでは非常に重要です（表1）。

　例えば、おむつは未使用の場合でも置き場所が必要となったり、購入に行かなくてはならなかったりと、ケアへの負担が大きくなります。また、おむつ交換を行うといっても、ケアをする人には大変な"重労働"となってしまいます。排泄物を廃棄するときには、おむつが排泄物で重くなったり、悪臭がしたりするため、身体的・精神的に非常に負担がかかります。アセスメントする際には、ケアをする人へのさまざまな負担に配慮することも必要です。

おむつの選択基準は対象者・家族を中心に置くことから

　おむつが必要であると判断された場合は、対象者の認知機能や排泄動作、そしてケアを行う人の負担を確認したうえで、適切なおむつの種類を選びます。

表1　おむつの使用における問題とケアの注意点

問題	主な原因	ケアの注意点
皮膚への負担	・皮膚に直接装着するため、発汗が起こる	・皮膚の浸軟がないか観察する
褥瘡の発生	・正しく装着できなければ、圧迫・ずれ・摩擦が起こる ・尿は時間が経つとアルカリ性となり、皮膚に強い刺激となる ・便にもアルカリ性の消化酵素が多く含まれ、特に下痢便では腸内細菌数も増える ・特に高齢者の場合は、浸軟しやすく容易に感染も起こしやすい	・発赤、掻痒感、亀裂がないか観察する ・発熱、尿路感染に注意する
姿勢が崩れる	・仙骨座りとなる ・股関節の動きが制限される	・態勢がずれ姿勢が悪くならないようにする ・股関節が開いたままの状態で過ごさないようにする
動作の制限	・膝立や寝返りなどの動作を自力で行いにくくなる	・皮膚の発赤を観察する ・浮腫の出現を観察する
においの発生	・アンモニアが空気と触れ、細菌により悪臭を放つ ・便はタンパク質が腐敗・発酵し、腐敗便となり悪臭を放つ	・においがいつもと同じくらいかどうか（感染徴候）に注意する
自尊心の喪失	・おむつへの排泄になったという喪失感 ・陰部をみせることへの羞恥心	・拒否する発言を行わないようにする ・ネガティブな言動をとらないようにする
ごみの発生	・ごみの増加 ・ごみのにおい	・自治体などが定めた収集日に廃棄する
経済的な負担	・おむつ代 ・ごみ袋代 ・薬代	・購入費用が高額になっていないかを確認する ・介護保険などの適用が可能かどうか検討する
介護の負担	・おむつの選択、購入 ・時間的な負担 ・ごみの廃棄	・介護者の健康状態や精神状態が悪化しないように配慮する
感染の発生	・おむつ装着の継続 ・不十分な排尿	・尿路感染や腟感染などに注意する ・全身状態や排泄物の性状の変化を観察する

　排泄インナーと排泄アウターを選択するときは、対象者・家族を中心に置いて一緒に考えることが大切です。「対象者へのケアとして本当に必要なものは何か」ということを常に考えながら、排泄用具やおむつを選び、ケアプランに反映しましょう。

 ## おむつ類の組み合わせの原則

（テープ止め）紙おむつの構造（図2、表2）

　おむつを使用するときは、構造や特徴を理解してからケアを行いましょう。特に紙おむつにはさまざまな素材が使われていることを知ることで、適切なケアを行えるようになります。

おむつ類の使用の基本
◇排尿量の測定

　おむつ類を使って適切にケアを行うためには、まず排尿量を測定する必要があります。尿とりパッドに尿失禁があった際は、同一の尿とりパッドを用いて、排尿後のパッドの重さ（g）

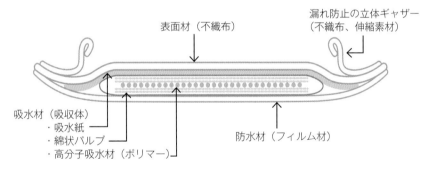

図2　テープ止め紙おむつの構造（断面図）（文献2より作成）

表2　主なおむつの素材

表面材 （直接肌に触れる内側）		・不織布が使用されることが多く、尿を素早く吸水材に送り込む ・表面はサラッとしていて、かぶれにくい構造となっている
吸水材 （吸収体）	吸水紙	・綿状パルプ・高分子吸水材がこぼれないように覆っている
	綿状パルプ	・尿を吸収して広げるスポンジ ・厚紙を綿状に粉砕している ・キャッチした尿を高分子吸収体へ送る
	高分子吸水材 （ポリマー）	・吸収した尿をゼリー状に固める ・重さの数十倍の尿をためることができ、逆戻りがない
防水材（フィルム材）		・紙おむつの外側を覆い、水分を通さない ・通気性のある透湿性のものや撥水性のある不織布が使用されている
内側立体ギャザー		・防波堤の役割をしていて、徐々に吸収される ・尿をせき止める
外側立体ギャザー （レッグギャザー）		・排泄インナーを包み込み、伸縮性に富んでいる ・股関節の動きに合わせ鼠径部に沿うように設計されている ・漏れないように工夫されている
センターライン		・おむつによっては中心線が示されているものがあり、装着時の目安となる ・排尿により、色が変わるものなどもある

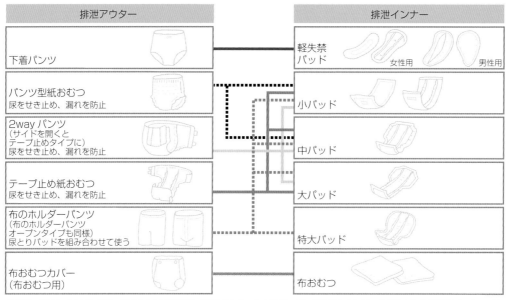

排泄アウター		排泄インナー		
下着パンツ		軽失禁パッド	女性用	男性用
パンツ型紙おむつ 尿をせき止め、漏れを防止		小パッド		
2wayパンツ （サイドを開くと テープ止めタイプに） 尿をせき止め、漏れを防止		中パッド		
テープ止め紙おむつ 尿をせき止め、漏れを防止		大パッド		
布のホルダーパンツ （布のホルダーパンツ オープンタイプも同様） 尿とりパッドを組み合わせて使う		特大パッド		
布おむつカバー （布おむつ用）		布おむつ		

※この一覧はあくまでも目安。組み合わせの原則は「排泄アウターに立体ギャザーがあるものには、そのなかに入る排泄インナー（立体ギャザーからはみ出さないもの）を選ぶこと」。「フラット」といわれる大きな紙シートは、立体ギャザーの間には入らず、大変使いにくいものなので、適切なアウターがない。

図3 排泄アウターと排泄インナーの組み合わせの目安（文献1より作成）

－「未使用のパッドの重さ」（g）＝排尿量（g）の計算式により、排尿量を測定します。

　テープ止め紙おむつやパンツ型紙おむつはそれぞれ1枚でも使用は可能ですが、尿とりパッドのみを交換するほうが楽な場合があったり、経済性などにより尿とりパッドをなかに入れて使う場合もあったりすることが少なくありません。

◇排泄アウターと排泄インナーの組み合わせ（図3）

　排泄アウターは尿とりパッドを固定する役割で使うもの、排泄インナーは尿を吸収するものを指します。組み合わせを考えるうえで大切なのは、アウターに立体ギャザーがあるものなら、その立体ギャザーのなかにインナー（尿とりパッド）が入るものであるかどうかということです。立体ギャザーは防波堤の役割を果たすため、そのなかに入らない尿とりパッドを使うことで、尿漏れの原因になります。

　尿とりパッドを重ねて使うと立体ギャザーの役割（防波堤）を損なうので、適切な使い方とはいえません。パンツ型紙おむつはおおむね立体ギャザーの幅が狭いため、そのなかに入るパンツ型専用尿とりパッドを使用します。例えば、布製の排泄アウターを使用する場合、防波堤の役割をするのはインナーの立体ギャザーのみなので、立体ギャザーが高い尿とりパッドを使うというように考えます。

排泄インナーの種類と特徴（図4）

　排泄インナー（尿とりパッド）には、尿を吸収するという役割があり、布製と紙製がありま

紙製軽失禁パッド	尿とりパッド			
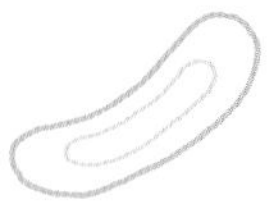	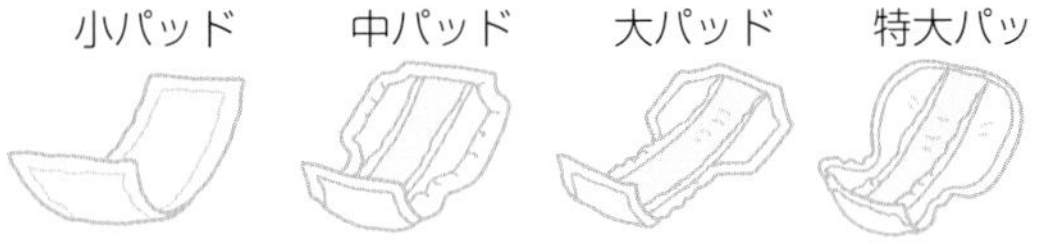 小パッド	中パッド	大パッド	特大パッド
・少量の尿漏れから1回程度の排尿量までの吸収量で、女性用と男性用がある。	・排尿2〜3回分の吸収量のものから、排尿9回分以上の吸収量のものまで、吸収量が異なる尿とりパッドがさまざまある。 ・尿とりパッドの素材には紙製と布製があるが、紙製は裏面に防水フィルムが貼ってあり、尿漏れを防止する立体ギャザーがついている。 ・尿とりパッドには、吸収スピードの速いもの、消臭性のあるもの、通気性があり肌に優しいものなどがある。			

男性用成型パッド	パンツ型紙おむつ用パッド	両面吸収パッド
・陰茎を尿とりパッドにある切れ目から入れる筒型になっているタイプなどがある。 ・軽失禁パッドよりも吸収量が多く、たっぷり吸収する。	・パンツ型紙おむつと併用し、パッドを開くと立体ギャザーがしっかりと立つ。 ・二つ折りのパッドのほうが、比較的着けたり外したりしやすい。 ・面ファスナーや粘着テープで固定することができる。	・尿1、2回分 ・やわらかく作られているため、さまざまな使い方が可能 ・必ず防水フィルムのある尿とりパッドと併用する ・防水フィルムや立体ギャザーがなく、どこからでも吸収できる。 ・防水フィルムのある尿とりパッドへ尿を誘導させる機能がある。

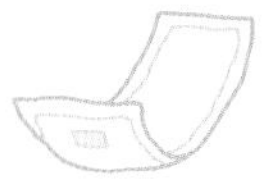

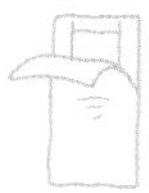

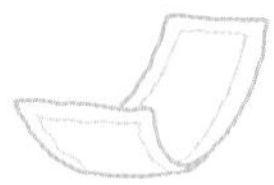

軟便用パッド	布製軽失禁パッド	フラットシート
・痩せている、拘縮で股関節などに隙間がある、尿が漏れやすい場合に適応 ・尿とりパッドの吸収を高めたい場合に適応 ・便性が下痢傾向の場合に適応 ・工夫を凝らした3層構造で、軟便や水様便の漏れに対応できるパッドである。	・紙製の尿とりパッドではかぶれる人、頻繁な尿漏れがない人に適している。ただし、吸収量は少ない。 ・洗濯して繰り返し使用ができるため、比較的経済的である。	・立体ギャザーがなく、排泄アウターの立体ギャザーをつぶしてしまうため、排泄インナーとしては使用してはいけない。 ・陰部洗浄や処置の際に使用する。

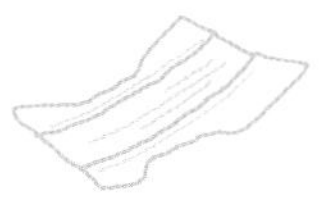

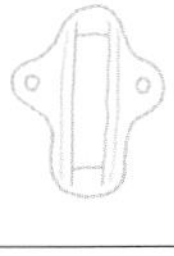

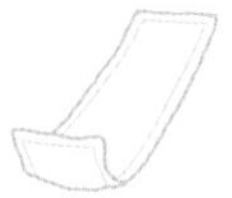

図4 排泄インナーの主な種類（文献1より改変）

す。布製のインナーは洗って繰り返し使えますが、吸収量は少ないです。紙製のインナーには男性専用のものを含めて、さまざまな種類や吸収量があります。アウターのなかに原則として、1枚だけ入れて使うようにします。使用する対象者の排尿量や回数などに合わせて、選択します。また、尿とりパッドに特殊な工夫を施し、軟便や水様便の漏れを防ぐものもあるた

テープ止め紙おむつ	パンツ型紙おむつ	布製ホルダーパンツ
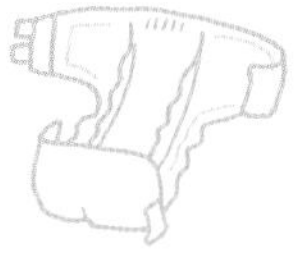	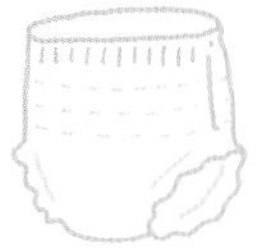	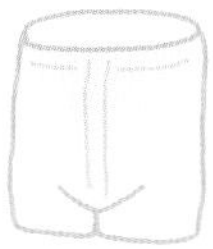
・広範囲に吸収体がついた紙製の排泄アウターで、テープで止めて使用する。 ・寝たままの状態でおむつ交換をする人への使用が想定されている。	・普段はいているパンツのように、上げ下げができる。 ・吸収体がついているので、1枚での使用が可能である。 ・尿とりパッド1枚と組み合わせて使用することで、尿とりパッドのみの交換となり、手間が少なく経済的である。	・吸収体がなく、尿とりパッドと併用する。 ・伸縮性・固定力があり、身体に優しくフィットする ・漏れの原因となる隙間をなくし、パッドをしっかり固定できる。 ・繰り返し洗って使用できるため、経済性に優れ、ごみの削減につながる。

図5 排泄アウターの主な種類（文献1より改変）

め、必要に応じて使用を検討します。

 排泄アウターの種類と特徴（図5）

　排泄アウターには、排泄インナーを固定し、身体と密着させて排泄物を受け止める役割があり、布製と紙製のものがあります。布製アウターは下着のようにみえるためおしゃれであり、通気性に優れ、洗濯可能で繰り返し使えます。紙製アウターの使用は、1日1枚の使用を目安とした使いきりです。通気性、透湿性機能を備えたものもあります。

　選び方としては、本人の身体機能と交換のタイミングや場所に合わせて選びます。また、インナーを使用しない場合は尿吸収量に合わせて選びます。また、サイズについて検討する際は、パンツ型紙おむつはウエストサイズ、テープ止め紙おむつはヒップサイズを参考にして選びます。

◇おむつの漏れ

　サイズが合っていない、排尿量と合っていない、当て方が悪く隙間ができている、尿とりパッドを重ねているなど、おむつの選び方や使い方が適切でない場合に起こります。

　また、おむつを着けている人が陰部の痒みのせいで掻いてしまったり、排尿するときの習慣でパンツ（型紙おむつ）を下げてしまったりすることで漏れが起こることもあります。「漏れたから、このおむつはダメ」と判断するのではなく、「どうして漏れたのか」と原因を探ることが重要です。

引用・参考文献

1）浜田きよ子．おむつトラブル110番：高齢者のQOLを高めて介護者の悩みも解決！．大阪，メディカ出版，2015，136p．
2）むつき庵．「おむつ検定」初級テキスト．

（松平いづみ）

コラム1 **おむつケアと排泄ケアの看護実践**

看護管理者として排泄ケアに「おむつフィッター」研修を導入

　急性期病院では循環動態の監視のために尿道カテーテル（以下、カテーテル）を使用することが多いのですが、入院患者の高齢化に伴い、カテーテルを抜去しても尿閉や排尿管理を要する場合がしばしば認められていました。自排尿がないと再留置され、長期使用や退院・転院先の決定にも影響します。そのため、入院中に自排尿を獲得し、排尿自立できるかが、退院調整や支援を行ううえでも喫緊の課題でした。

　特に脳血管疾患では、神経因性膀胱などの機能的異常により排尿障害をきたしやすく、残尿の出現に注意しなければ尿路感染をきたしていました。また、カテーテルを抜去してもおむつに関する知識や技術が不足しており、尿漏れの不安から当たり前のように重ね当てが実践されていました。さらに、医療安全の視点からみて、排尿を契機とした転倒・転落は約半数を占めており、負傷などに至るケースもありました。

　看護管理者として排泄ケアを何とかしなければという思いから、自部署のスタッフとともに「おむつフィッター」3級の認定取得を目指しました。研修に参加したことで、看護師としてこれまでの排泄ケアに関する知識と技術の未熟さを痛感したと同時に、排泄ケアの重要性と、排泄ケアを経験に基づいた手技から根拠に基づいた看護技術にしなければならないという使命感を抱きました。

　当院は小松市にある地域の中核を担う急性期病院（表1）で、医療圏人口は南加賀全域にわたる約23万人となっています。2016年度に、これまでの排泄ケアに対する学びや取り組みを通じた経験を生かして、「排尿自立指導料」の算定要件である排尿ケアチームを立ち上げました。その立ち上げのプロセス、および急性期病院の尿道カテーテル留置患者に対する排尿ケアチームによる排尿自立支援の効果を報告します。

排泄ケアの標準化と質の可視化、教育の強化、モチベーションの向上

　看護管理者として、「おむつフィッター」3級の認定取得を契機に、標準化と質の可視化、排尿ケアに関する教育の強化、および排尿ケアのモチベーションの向上に取り組みました（図）。以下では、その結果を報告します。

標準化と質の可視化（表2）

　臨床の実践家と大学の研究者が協働し、2013年度は整形外科疾患（以下、整形外科）患者[1]、2015年度は脳神経外科疾患患者に対する尿道カテーテル留置からの離脱に取り

表1 小松市民病院の概要

項目	病院	自部署
病床数	344床 （一般 300床、結核 10床、 精神 30床、感染 4床）	44床
診療科	26科（泌尿器科医 3人）	脳神経外科、整形外科、形成外科
病床利用率（2015年度）	81.5%	90.7%
平均在院日数（2015年度）	15.9日	19.3日
看護師数	337人	26人（平均年齢39.7歳）
看護補助者	46人	4人
看護勤務形態	3交代、2交代、新2交代	3交代、2交代、病棟・外来一元化

※2016年12月当時

第2章 おむつケアと排泄ケアの基本

組み[2]、早期排尿自立支援プログラムを完成させました[3]。

　特に、排尿自立支援プログラムの効果では、尿道カテーテル留置日数の短縮、尿路感染発生率では対照群 10.9％に比べて介入群では 5.0％と尿路感染発生の予防効果が明らかになりました。さらに、尿路感染発生者の平均在院日数は非発生者の約 2 倍の結果となり、20 日間延長した場合は医療費が追加で約 32 万円かかることがわかりました。聞くところによれば、この成果は、2016 年度診療報酬改定における「排尿自立指導料」新設にもつながるような結果であったということです。

教育の強化

　「おむつフィッター」の認定取得者による新人、看護補助者を対象とした排泄ケア（おむつの当て方など）講座を開設し、看護部や各病棟で勉強会を実施しました。また、看護部長に排泄ケアの重要性を伝えるプレゼンテーションを行い、看護部看護ケア小委員会を組織化し、排泄ケアを看護部全体で取り組めるようにしました。その結果、「おむつフィッター」の認定取得者数の増加につながりました（表3）。

　さらに、看護学校の教員に対しても排泄ケアの重要性を伝え、看護学生に排尿体験講座を実施し、おむつの当て方を含めた排泄ケアに関する講義を行いました。地域でも、市民を対象とした当院主催の健康フェアや看護の日のイベントでおむつや尿とりパッド、軽失禁パッドなどの紹介や当て方を伝える講義を実施しました。

モチベーションの向上

　在宅療養後方支援病院（回復期リハビリテーション病棟）に自部署のスタッフとともに訪問しました。排泄ケアに介助が必要であった患者さんが、トイレで自立した排泄ができ

標準化と質の可視化 エビデンスに基づいた 排尿ケアの実践	▶	・大学と連携して研究的な視点から取り組みを行う ・研究の成果発表を行う ・膀胱用超音波画像診断装置を活用し、残尿量を可視化する ・取り組みの成果を数値化する
排尿ケアに関する教育の強化	▶	・資格取得者を支援する ・排尿ケアに関する院内研修を実施する ・看護学校において、排尿ケアに関する講義を行う
排尿ケアのモチベーションを高める	▶	・在宅療養後方支援病院(回復期リハビリテーション病棟)へ訪問する （訪問回数：6回、訪問した看護師数28人）

図 当院における排泄ケアに関する取り組み

表2 排泄ケア介入後の状況

項目	2013年度	2014年度	2015年度	2016年度 （12月時点）
病床利用率	93.1％	93.5％	90.7％	90.6％
平均在院日数	24.9日	24.9日	19.3日	18.3日
転倒・転落件数	35件	16件	13件	6件
排泄に関連した転倒件数	15件	6件	4件	2件
損傷レベル3以上	3a：1件、4a：1件	3a：2件	0件	3a：1件

※レベル3a：簡単な処置や治療を要した（消毒、湿布、皮膚の縫合、鎮痛剤の投与など）、レベル4a：永久的な障害や後遺症が残ったが、有意な機能障害や美容上の問題は伴わない。

表3 排泄ケアに関する資格取得の推移（看護部全体）

項目	2013年度	2014年度	2015年度	2016年度（12月時点）
おむつフィッター 3級	6人	3人	1人	5人
おむつフィッター 2級	―	6人	―	―
おむつフィッター 1級（講座修了）	―	―	―	6人
コンチネンスメイト	7人	3人	―	―
コンチネンスリーダー	3人	1人	―	―
皮膚・排泄ケア認定看護師	―	―	1人	―

ている場面を目の当たりにし、急性期病院から排泄ケアを整えることがその後の ADL 改善にどのように影響するかを知ることができました。

　地域につなぐ看護において、急性期病院から地域における排尿自立を視野に入れた排泄ケアがいかに重要であるかを共有することができ、スタッフの使命感につながったように思います。

看護師が行う排泄ケアの専門性を見直す

　「おむつフィッター研修」との出会いは、排泄ケアが経験に基づいた手技であったことに気付かせてくれました。看護とは何か、看護師が行う排泄ケアの専門性とは何かということについてあらためて考える機会を与えてくれました。そして、これまでの取り組みを通じで根拠に基づいた看護技術として排泄ケアを実践できる仲間がたくさんできました。

　一方、私たち看護師の排泄ケアが患者さんのその後の排泄方法を左右することも経験してきました。「自分で排泄を行いたい」という思いは、人として誰もがもつ望みであり、日常の営みです。看護師には、生活（くらし）の営みを整えるという本質的な役割があります。

　今後は、「おむつフィッター研修」で身につけた技術を生かし、多職種チームと協働することで、患者さんの ADL の維持・増進をもたらし、人としての尊厳に配慮した排泄ケアを目指して取り組んでいきたいと思います。

引用・参考文献
1) 澤枝香織, 湯野智香子ほか. 高齢股関節手術患者に対する排尿自立にむけた取り組み. 小松市民病院看護研究発表会集録集. 21, 2014, 74-81.
2) 嶋野美恵子, 湯野智香子ほか. 脳神経外科疾患患者に対する尿道カテーテル留置からの離脱と自排尿確立にむけた取り組み. 小松市民病院看護研究発表会集録集. 23, 2016, 92-7.
3) 正源寺美穂, 湯野智香子ほか. 急性期病院における高齢患者に対する早期排尿自立支援プログラムの効果：尿道カテーテル留置からの離脱と排尿行動の自立にむけた取り組み. 日本創傷・オストミー・失禁管理学会誌, 19 (3), 2015, 336-45.
4) 日本創傷・オストミー・失禁管理学会編. 排尿自立指導料に関する手引き 新版. 東京, 照林社, 2018, 40p.

（湯野智香子）

※「おむつフィッター」1級研修論文（2017年）より一部改変して掲載

第2章　おむつケアと排泄ケアの基本

むつき庵の「おむつ検定」で学ぶ排泄ケア

　おむつは患者さんの身体に最も近い福祉用具です。寝間着の皺や防水シーツによる蒸れなどに配慮することは大切ですが、それ以上におむつは皮膚に密着していることに気を付ける必要があります。おむつのずさんな選び方や使い方によって、患者さんの身体にさまざまな悪影響を与え、回復を妨げてしまうといっても過言ではありません。

　おむつは、いわゆる褥瘡好発部位を覆っています。仙骨部、大転子部などの骨突出部位に当てられているおむつは、それがもとで褥瘡リスクを高めてしまいます。また、股間に当たっているおむつが尿を吸収して膨らめば、寝返りがしにくくなり、さらには端座位をとりにくくもなります。「膝の関節が拘縮している人のおむつの当て方を教えてほしい」という相談を受けることもありますが、そもそも拘縮の一因となっているのがずさんなおむつの使い方であったという場合もみられます。

　おむつについて学んだことで、「患者さんが自分でおむつを外すことがなくなった」「おむつからの漏れがなくなり、おむつ交換が楽になった」という看護師や介護福祉士からの声が多く届けられています。そこで「おむつについて、これだけは知っていただきたい」という内容をテキストにして「おむつフィッター研修」はおむつのみならず排泄ケア全体の講義やワークショップを行っていて、「おむつ検定」は、むつき庵でのおむつケアにかかわる学びのまとめとなる検定試験という位置付けになっています。

　「おむつフィッター」研修でフルセットの排泄ケアを学びますが、そのなかにはおむつの使い方や選択の基本があります。そして「おむつ検定」で理解を確認するというように、むつき庵で身につけたおむつケアと排泄ケアを日ごろの看護ケアに生かしていただければと思います。

（浜田きよ子）

第3章

浜田きよ子先生と
「おむつフィッター」が

ケアの悩みを
解く!

―排尿自立・スキンケア・リハビリテーション・認知症ケアに、
チーム医療でおむつケアと排泄ケアを生かす!

1　夜間頻尿があり、おむつ交換の回数が多くて大変……

　私の担当しているNさんは78歳・男性、前立腺がん肺転移で在宅酸素療法を受けています。前立腺がんで内服薬による治療中に労作時呼吸困難があり、肺転移がみつかりました。主治医からは積極的な治療は難しいと言われ、緩和ケアとして在宅にて酸素療法中です。骨転移と思われる腰痛があり、最近は1人でトイレに行けなくなりました。日中のほとんどの時間をベッド上で過ごしています。

　ベッドの隣にポータブルトイレを設置しましたが、移動するのもズボンの上げ下ろしも億劫だと言うようになり、体調のよいとき以外はおむつで排泄しています。尿意はありますが、「おしっこがなかなか出ない、出た後もすっきりしない」という発言があります。排尿量は不明です。また、3日に1回程度、ポータブルトイレで排便します。下剤を内服中であるため、軟便です。長女の在宅時や調子のよいときは、車いすでトイレに行きます。

　食事は、妻が作ったものを3食摂取していますが、量は少なめです。緑茶が好きで、毎食後と10時、15時、21時（寝る前）に200mL飲むほか、ベッドサイドにペットボトルを置いて夜間も飲んでいます。1日あたり1,700〜2,000mLの水分を摂取していると思われます。

　日中はパンツ型紙おむつと中パッド1枚、夜間はパンツ型紙おむつと大パッド1枚です。就寝前の22時ごろに大パッドに交換していましたが、夜中に「腰が痛い」「気持ち悪い」と言って、隣に寝ている妻におむつ交換を要求するようになっています。0時、3時、5時ごろに要求があるため、妻と長女は寝不足。現在は、長女と妻が交代で隣に寝ています。

　「夜用の大きなパッドを使っているから一晩交換しなくても大丈夫」とNさんに伝えても、「腰が痛い」「気持ち悪い」と言っておむつ交換を求めてきます。妻と長女が「このままでは自分たちがもたない」と、睡眠不足で疲弊しています。本人は住み慣れた自宅で暮らしたいということで、家族もできるだけNさんの希望をかなえてあげたいと言っています。

＊＊＊ **訪問看護師**

「おむつフィッター」が教える　アセスメントとケア　　　　（小松克江）

①緩和ケアにおける痛みを「全人的苦痛」と考える

　ここでは、専門的なケアと看護のポイントとして、疼痛コントロール、水分摂取、おむつ使用前のケア、そしておむつの見直しについて説明します。緩和ケアにおける痛みは「身体的苦痛」「精神的苦痛」「社会的苦痛」「霊的苦痛」の4つからなる「全人的苦痛」（図1）として考

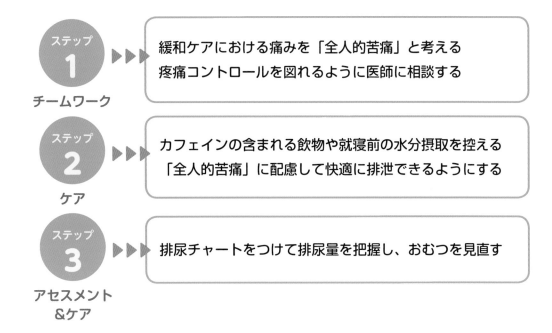

えられています。ケアを行うときは、それぞれの苦痛に配慮しながら行いましょう。

②疼痛コントロールを図れるように医師に相談する

　NさんのADLを低下させている要因は、まず「腰痛」であると考えられます。Nさんの苦痛が改善されれば、一時的かもしれませんが再び自立した排泄を期待できる可能性があります。まずは「身体的苦痛」である疼痛に対してコントロールが図れるよう、医師に相談しましょう。

③カフェインの含まれる飲物や就寝前の水分摂取を控える

　水分を多く摂取しているので、排尿量も多くなっていると思われます。緑茶はカフェインが含まれているので、利尿作用があります。夕方以降は、ノンカフェインでミネラル補給ができる麦茶に変えたり、就寝前の水分摂取も控えたりしましょう。ベッドサイドのペットボトルを小さくする、または量を少なくするなどして、水分摂取は1日1,000mL程度にできるとよいと思います。どうしても口渇がある場合は、氷を舐めることをお勧めします。

④「全人的苦痛」に配慮して快適に排泄できるようにする
◇道具を使用して排泄する

　Nさんは1人でトイレに行けないため、おむつで排尿しています。調子のよいときは、車いすでトイレに行ったり、ポータブルトイレを利用したりしていることから、おむつでの排泄を望んでいるわけではないことがわかります。本人が望む場所で、望む道具を用いて快適に排泄できるよう援助することが大切だと考えます。

　ポータブルトイレでの排泄が困難でも、尿意があり、上肢が自由に動くのであれば、尿器を使用することができます。道具を使用してできなかったことができるようになると、本人の自

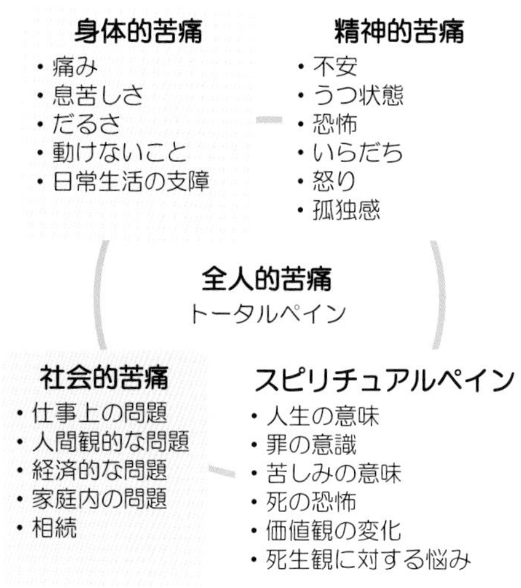

身体的苦痛
・痛み
・息苦しさ
・だるさ
・動けないこと
・日常生活の支障

精神的苦痛
・不安
・うつ状態
・恐怖
・いらだち
・怒り
・孤独感

全人的苦痛
トータルペイン

社会的苦痛
・仕事上の問題
・人間観的な問題
・経済的な問題
・家庭内の問題
・相続

スピリチュアルペイン
・人生の意味
・罪の意識
・苦しみの意味
・死の恐怖
・価値観の変化
・死生観に対する悩み

図1 緩和ケアにおける痛み
（全人的苦痛） （文献1より作成）

信が回復するのはもちろん、「精神的苦痛」「社会的苦痛」「霊的苦痛」にも影響を与えます。

◇自然落下式集尿器を使用して家族の負担を減らす

　夜間頻尿があるので、通常の尿瓶ではなかにたまった尿が溢れて、寝衣を汚してしまう可能性があります。尿器にホースとタンクが付いている自然落下式集尿器を使用すると、排尿ごとに尿を捨てる手間が省け、家族が片付けるのが楽になります。

　また、コンドーム型集尿器は、膀胱留置カテーテルのように、体内に管を挿入することがないので、挿入時にがん組織を損傷したり、尿路感染を発症するリスクは低くなります。ただし、コストが高くなる、毎日貼り替える必要がある、接着剤による皮膚トラブルが起こることがあるといったデメリットがあります。自然落下式集尿器が使用できるのであれば、そちらのほうがより安全に排尿できると思われます。

⑤排尿チャートをつけて排尿量を把握し、おむつを見直す

◇大きな尿とりパッドは腰痛の原因になる

　使用しているおむつが適正かどうかを見極めるために、排尿チャートをつけて排尿量を把握することが必要です。尿とりパッドの大パッドは「一晩中おむつ交換せずにぐっすり眠れる」という人にはとても便利なパッドである反面、Nさんのようにるい痩がある人は、高分子吸収体が尿を吸って膨れてくると腰が反るように押され、腰痛の原因となることがあります。その改善策として、以下のケアが挙げられます。

◇おむつ交換時に男性巻きを行う

　尿とりパッドの小パッド（排尿量に応じて中パッドでも可）を男性巻き（図2）にし、三角形の角の部分が開くようにすることで、吸いきれなかった尿を下のパッドやおむつに逃すことができます。腰を上げると痛みが増強するので、自分で寝たまま交換するのは難しいですが、男性巻きなら交換することができます。

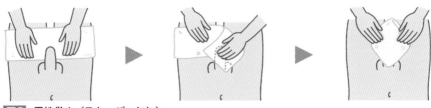

図2 男性巻き（ストッパーなし）

◇薄型のパンツ型おむつや布製ホルダーパンツを使う

尿量が多く、尿とりパッドの大パッドを用いる場合は、パンツ型おむつを薄型に変えるか、オープンスタイルの布製ホルダーパンツに変えて、腰部の厚みを減らします。布製ホルダーパンツは小パッド〜特大パッドまで使用でき、布製ならではの優れた通気性と肌触りのよさがあり、下着感覚で装着することができます。また、オープンスタイルは前方が大きく開くので、尿器も当てやすいです。

POINT

新人看護師へのアドバイス

Nさんの場合、HbA1cが高いことから、尿から尿糖が排出され、尿路感染のリスクが非常に高くなっていることが考えられます。毎日1回陰部洗浄を行い、陰部を清潔に保ちましょう。洗浄液をお湯で薄めて陰部洗浄ができる商品もあり、石けんを使わなくても洗浄・保湿・肌保護効果が得られるため、家族でも使いやすいです。このとき、小さな傷や皮膚トラブルの有無をしっかり観察し、必要があれば保湿剤や撥水剤を塗布します。血糖値が高いと傷が治りにくく悪化しやすいので、皮膚トラブルの早期発見は大切です。

現在、Nさんは入浴ができず、訪問看護時の清拭のみとなっているようです。陰部洗浄の家族指導のほか、ケアマネジャーと連携を図り、日中の過ごし方や離床、外出の機会をつくったり、清潔ケアを充実させたりすることが大切だと考えられます。

ケア・アイテムの紹介

患者の状態	主なケアのポイント	主なアイテム
家族のケアが大変	・尿器にホースとタンクが付いている自然落下式集尿器を使う	安楽尿器DX男性用 （画像提供：ヤマシタ） スカットクリーン® （画像提供：パラマウントベッド）
皮膚トラブルが心配	・洗浄・保湿・肌保護に効果のある洗浄液を使う	ライフリー® おしり洗浄液Neo （画像提供：ユニ・チャーム）

第**3**章

浜田きよ子先生と「おむつフィッター」がケアの悩みを解く！

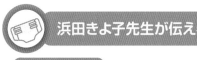 浜田きよ子先生が伝える **おむつケアと排泄ケアのエッセンス**

エッセンス1 マットレスの変更やポジショニングの調整を行う

　Nさんの状態を再確認すると、「前立腺がんで内服薬による治療中に労作時呼吸困難があり、肺転移がみつかる。主治医からは積極的な治療は難しいと言われ、緩和ケアとして在宅にて酸素療法中。骨転移と思われる腰痛があり、日中のほとんどの時間をベッド上で過ごす」とあり、本人にとって現状で最もつらいのは「身体的苦痛」であることが推測できます。

　「身体的苦痛」の軽減には「医師との相談による疼痛コントロール」が重要ですし、排尿チャートで排尿量を把握して尿とりパッドのサイズを見直したり、おむつや当て方を変えるといったことも大切です。皮膚トラブルをなくすためのケアや、より除圧効果の高いマットレスへの変更やポジショニングの調整も必要であろうと思われます。

エッセンス2 全人的ケアができるように排泄ケアの方法を考える

　そのうえで、本人の「家で暮らしたい」という思いについて考えることが大切です。家は自分が主人公でいられる場所です。恐らく患者さん自身は「そう長くない命」だとわかっており、それに向き合う家族にとっても在宅での時間はとても大切なものだといえます。

　だからこそ、「本人がやりたいことは何か」「家族にとってこの時間にしたいことは何か」といったことについて、立ち止まって考えてみることが大切だと思います。終末期のケアは本人や家族が抱く「その思い」に向かっていくことが重要であり、そのことをとおして、「身体的苦痛」だけでなく、「精神的苦痛」「社会的苦痛」「霊的苦痛」に基づいた全人的ケアができるよう、排泄ケアの方法を考えていくことになります。

　病気が進行し、ケアが大変になればなるほど、患者さんや家族の思いが置き去りにされてしまう場合が少なくありません。病気の大変さは患者さんや家族が抱く「その思い」さえも奪ってしまい、患者さんは「ケアを受ける人」として、家族は「主な介護者」として、日々を過ごしがちになるなかで亡くなっていきます。

　「この時間をどう過ごせるのか」を考えることは、ケアに大きくかかわります。言葉にするのは簡単だと言われそうですが、それでも「人は"患者さん"として生きるのではない」のですから。

おむつケア・排泄ケアのエッセンス

アセスメント

- 「家で暮らしたい」という思いについて考える
- 「本人がしたいこと」「家族がしたいこと」について考える

♥患者

- 前立腺がん肺転移
- 緩和ケアとして在宅にて酸素療法中
- 労作時に呼吸困難あり
- 骨転移によると思われる腰痛あり
- 1人でトイレに行けない
- 睡眠不足
- 自宅で暮らしたい

ケア

- マットレスの変更やポジショニングの調整を行う
- 「身体的苦痛」「精神的苦痛」「社会的苦痛」「霊的苦痛」に配慮して、全人的ケアの視点から排泄ケアの方法を考える

チーム医療

- 「この時間をどう過ごせるのか」と考えながらケアを行う
- 心地よく身体に触れることの大切さや排泄ケアが与える心理的な影響を意識してかかわる

POINT

多職種連携へのアプローチ

　緩和ケア期といっても、その人によって状態は異なりますが、私が研究会を行っている施設に膵臓がんが進行している男性がいました。ずっと「痛い、痛い」と言っていました。医師は疼痛コントロールのための薬を投与していましたが、痛みはあまり改善されませんでした。

　彼はお風呂に入るのが好きだったのですが、その状態では入浴まではできません。そこで、丁寧に全身を拭くことを1日2回行うことにしました。それから、おむつ交換時には肩甲骨、骨盤、仙骨部などの圧抜きを行いました。おむつは、布のホルダーパンツに、排尿量に合った尿パッド1枚としました。

　このようなケアを行ってからは、彼は「痛い、痛い」と言わなくなりました。そして、彼が長く会っていない弟さんと会えるのを願っていたことがわかり、何とかそれを実現しようということになりました。彼のお尻まわりが下着のような布ホルダーパンツになったことで、彼は自信を取り戻したのか、お尻まわりの快適さがよかったのか、「弟と会いたい」という希望を口にしたのです。

　結局、その人は弟さんと会われた8日後に亡くなりましたが、もう「痛い、痛い」とは言われていませんでした。この人をとおして、心地よく身体に触れることの大切さや排泄ケアがいかにその人の心にまで影響を与えるのかということを私は教えていただいたように思います。

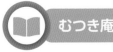 **むつき庵　おむつケアのテクニック**　（平田亮子）

テクニック1　パンツ型紙おむつをアウターとして使う場合は薄型で十分

　パンツ型紙おむつは、尿を吸収する吸収体が付いているという意味ではインナーともいえますが、尿とりパッドと組み合わせて使われることが主流になっており、アウターとしてはく

ケースが多いといえます。

　なかに装着している尿とりパッドが適切であれば、尿とりパッドが尿をしっかりと受け止められるので、パッドを押さえる役割のあるパンツ型紙おむつは、薄型で十分です。股の部分が幅広の薄型パンツでしたら、吸収量が多い尿とりパッドを用いることで、パンツ型の立体ギャザーのなかに収めることができます。

テクニック2　中央部分にスリットがある尿とりパッドで溢れ漏れを防ぐ

　尿とりパッドは尿を吸収すると、使用前よりも厚みを増しますが、パッドの中央部分などにスリットが入っている尿とりパッドは尿を素早く拡散し、効率よく吸収します。そのため、尿とりパッドの厚みが比較的均等になり、溢れ漏れを防ぐことができます。

　独自のシートを施し、さらさらな状態を保つことができる尿とりパッドもあります。素早く尿を吸収し、肌触りがよい尿とりパッドは、不快感を抑えられるので、長時間にわたり装着できるのではないでしょうか。

ケア・アイテムの紹介

患者の状態	主なケアのポイント	主なアイテム
おむつに頻尿がある	・股の部分が幅広の薄型パンツを使う ・通気性があり、皮膚トラブルの原因となる湿気をなくす	リリーフ® パンツタイプ 安心のうす型 （画像提供：花王）
	・臀部のごわつきを減らし、大きいパッドも収まるようにする	リフレスマートライン® スマートイン® パンツタイプ （画像提供：リブドゥコーポレーション）
	・パッドの吸収体の中央部などにスリットがある尿とりパッドを使う	リフレ® スピードキャッチ® パッド （画像提供：リブドゥコーポレーション）
		ライフリー® 一晩中安心 さらさらパッド （画像提供：ユニ・チャーム）

引用・参考文献

1）国立がん研究センター がん情報サービス．がんの療養と緩和ケア・http://ganjoho.jp/public/support/relaxation/palliative_care.html（2020年2月閲覧）

医師が教える必須知識

夜間頻尿

疾患概説

夜間頻尿とは夜中に1回以上排尿することで、通常2回以上が問題となります。トイレに行こうとして転倒したり、眠れなくなったり、何度もおむつの交換が必要になったりして、本人も家族も困ることになります。

夜間頻尿の原因には、①多尿（夜間多尿）、②残尿、③膀胱容量の減少、④不眠があります。①多尿（夜間多尿）は水分過剰摂取、糖尿病、心臓病、腎臓病などの疾患、利尿作用のある薬剤など、②残尿は前立腺疾患（がんや肥大症）、神経因性膀胱などの疾患、③膀胱容量の減少は過活動膀胱や膀胱炎など、また④不眠ではさまざまな原因が考えられます。

原因の診断には、上記疾患を推定した問診、排尿チャート、残尿測定（超音波検査を利用）などが行われます。

治療はとしては、①多尿（夜間多尿）では飲水のコントロール、基礎疾患の治療、利尿作用のある薬剤の見直しなど、②残尿や③膀胱容量の減少では、基礎疾患（前立腺肥大症や過活動膀胱）の治療、④不眠では眠剤の投与などが行われます。

病棟看護師へのアドバイス

問診（疾患、服用薬）、トイレについて行くこと（トイレ環境や排泄動作の確認）、尿の観察（血尿、尿路感染の有無）、排尿の記録、下腹部の触診（溢流性尿失禁の有無）、直腸診（便秘の有無）が大切です。患者さんと一緒に、なぜ夜間頻尿が起こっているのかを考え、どうすればいいのかと悩むことです。治療介入後も排尿チャートなどを介して、症状の改善や悪化を患者さんの声に耳を傾けながら、ともに考えて行く姿勢が大切です。

訪問看護師へのアドバイス

在宅では、できることが限られてきますが、病棟と同様のアセスメントを行い、まず在宅でできる飲水指導や運動療法などの行動療法、下肢挙上や弾性ストッキング着用などの方法を試みてください。薬物治療は医師の指示が必要ですが、アセスメントの結果を医師に伝え、また治療介入後も医師と相談しながら、治療、ケアを続けていくことが大切です。

医師に相談するポイントとタイミング

肉眼的血尿、多量の残尿、導尿困難、生活指導や薬物治療に反応が乏しいときなどは、医師に相談して、病態に応じた対応が必要です。そのためにも、常日頃から、医師との関係づくりが大切です。電話1本で相談できたり、SNSで報告したり指示を受けたりできるというような関係ができればよいと思います。

(小川隆敏)

第3章 浜田きよ子先生と「おむつフィッター」がケアの悩みを解く！

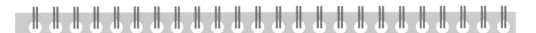

おむつと排泄の看護ケア
チェックポイント

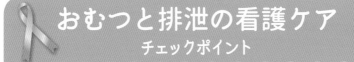

アセスメントとケア

- 「身体的苦痛」「精神的苦痛」「社会的苦痛」「霊的苦痛」の4つからなる「全人的苦痛」をケアする。
- 夕方以降は麦茶に変えたり、寝る前の水分摂取を控えたりする。
- 尿器を使用することで、本人が楽に排尿できるようにする。
- 尿とりパッドのサイズを小さくしたり、男性巻きにしたりすることで、腰部の厚みを減らす。
- パンツ型おむつを薄型に変えたり、オープンスタイルの布ホルダーパンツに変えたりして、腰部の厚みを減らす。
- ケアマネジャーと連携して、日中の過ごし方を見直したり、離床、外出の機会をつくったり、清潔ケアを充実させたりする。

ケアのエッセンス

- 医師に相談して疼痛コントロールを行ったり、除圧効果の高いマットレスへの変更やポジショニングを行ったりして、「身体的苦痛」を軽減させる。
- 「家で暮らしたいと望んでいる思い」について考え、在宅の時間を大切にすることで、「精神的苦痛」「社会的苦痛」「霊的苦痛」をケアする。

ケアのテクニック

- パンツ型紙おむつをアウターとして使う場合は薄型で十分。
- 吸収量が多い尿とりパッドが有効なこともある。
- パッドの中央部分などにスリットが入っている尿とりパッドを用いる。
- 素早く尿を吸収し、肌触りがよい尿とりパッドを用いることで、不快感を抑える。

2 尿道狭窄症のせいで昼も夜も頻繁にトイレに行く……

ケアの悩みごと

私の担当しているUさんは89歳・男性、脳血管性認知症による認知機能の低下のため服薬管理ができなくなりました。要介護2で、週1回の訪問看護を受けています。以前は前立腺肥大症で泌尿器科を受診していたのですが、尿道狭窄症が進行していて、尿道がピンホールぐらいしか開いていない（図1）との診断があり、4年前に尿道の内視鏡手術を受けました。

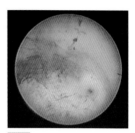
図1 尿道内の様子

日中は尿漏れが気になるのか、パンツ型紙おむつ1枚にティッシュを挟んでいることもあります。夜間の排泄は自立していますが、泌尿器科医からの指導により、排尿量測定を行い排尿記録をつけています。「夜間の排尿後は睡眠を再度とることが困難で、常に眠りが浅く、昼間はうとうとしている」と家族から報告がありました。その後、加齢とともに認知機能が低下し、さらに本人が尿道ブジーなどの治療を拒否したため継続できなくなりました。

その結果、頻尿と溢流性尿失禁が出現して、1時間に1回は排泄に行っています。1日18〜20回の排尿がみられる頻尿状態が続いています。Uさん本人は「尿意はあるものの、おしっこが出始めるのに10〜15分かかり、なかなか出ない。尿の出が細くて、勢いがなく、残った感じがする」と言っています。自然排便はありますが軟便傾向で、尿を勢いよく出そうとして便が漏れることもあります。

食事はコンビニエンスストアやスーパーの惣菜が中心ですが、3食摂取しています。緑茶も食事ごとに200mLは飲みますが、夏場でも寒さを訴え、暖房をつけて生活しています。そのため、水分を摂取しているものの発汗が多く、脱水症を起こしかけたこともあります。

トイレへの移動は可能ですが、尿意を感じてもトイレでの排尿に間に合わないことが多く、トイレまでの移動中に尿が漏れて衣服や室内を汚染してしまうという毎日です。妻は3年前に亡くなり、現在は長男と同居しています。長男が仕事で外出している日中の16時間くらいは、独居状態です。家のなかには、尿臭が漂っています。何とかトイレでの排尿は自分で行いますが、夜間も頻尿状態は続き、断眠による睡眠不足で日中はうとうとしています。活動量も低下し、外出する機会が低減しているため、このままでは介護度がもっと上がってしまうのではないかと心配しています。

Uさんには定期的に泌尿器科を受診してもらいたいのですが、身体障害者手帳3級の両耳難聴があり、コミュニケーションがとりにくいため、受診の必要性をうまく伝えられていません。どうしたらよいのでしょうか……。

＊＊＊ 訪問看護師

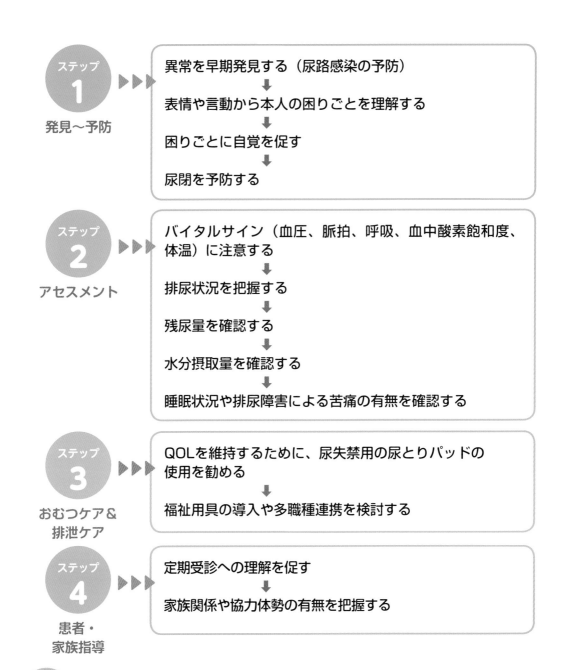

ステップ**1** 発見〜予防

> 異常を早期発見する（尿路感染の予防）
> ↓
> 表情や言動から本人の困りごとを理解する
> ↓
> 困りごとに自覚を促す
> ↓
> 尿閉を予防する

ステップ**2** アセスメント

> バイタルサイン（血圧、脈拍、呼吸、血中酸素飽和度、体温）に注意する
> ↓
> 排尿状況を把握する
> ↓
> 残尿量を確認する
> ↓
> 水分摂取量を確認する
> ↓
> 睡眠状況や排尿障害による苦痛の有無を確認する

ステップ**3** おむつケア＆排泄ケア

> QOLを維持するために、尿失禁用の尿とりパッドの使用を勧める
> ↓
> 福祉用具の導入や多職種連携を検討する

ステップ**4** 患者・家族指導

> 定期受診への理解を促す
> ↓
> 家族関係や協力体勢の有無を把握する

 「おむつフィッター」が教える　アセスメントとケア　　　（田島睦子）

①異常を早期発見する（尿路感染の予防）

　日常的にどのような暮らしを営んでいるかといった生活パターンをよく知るために、排尿チャートだけで判断することなく、Uさん本人やキーパーソンの娘とよく話し合いました。そのなかで、腎盂腎炎との合併症を予防するために尿道ブジーを使用することについても理解してもらいました。

なお、尿道ブジーを挿入するときの痛みは処置された人しかわかりません。「尿道ブジーをしないともっと大変なことになりますよ」といった脅しのような声掛けは避けましょう。

②表情や言動から本人の困りごとを理解する

室内が汚染されていましたが、衛生面の指導を徹底する前に、「どうしてこのような状態になっているのか」と考えながら、Uさんの行動を細かく観察しました。また、発熱や尿閉などの症状が出現した場合は、早急に受診したり、予約した受診日には必ず診察を受けるように促すといったリスク管理が必要になりました。

Uさんの排尿障害では、腫大した前立腺への刺激によって頻尿（夜間頻尿）が起こっていました。また、残尿が多い、尿が出にくいといったことから、排尿筋が興奮しやすくなっていたことがわかりました。排尿困難があっても、頻尿（夜間頻尿）を苦痛として訴えていました。特に夜間頻尿は排尿のたびに起床する必要があるため、眠りが浅く、熟睡できないといった自覚症状としての訴えもありました。

Uさんには、加齢に伴って排尿筋や尿道括約筋の働きが低下する老化現象により排尿困難（尿勢低下、尿線細小、遷延性排尿、排尿時間の延長など）があっただけでなく、腫大した前立腺のせいで尿道が狭くなったり、1回の排尿で完全に尿が出きらずに（不完全尿閉）、残尿があったりしました。そのため、排尿後にもかかわらず、常に尿意を感じていましたし、残尿がなくても、「残尿がある」と感じていることも考えられました。なお、残尿や尿閉により陰部に不快感を感じていると、下腹部の膨満感と同時に痛みとして訴えることもあります[1]。

③困りごとに自覚を促す

夜間の頻回な排尿行動による睡眠障害の度合いについて、Uさん本人の言葉で表現してもらいました。困りごとの原因を本人が考えるようにして、困りごとを自覚できるように促しました。たとえ認知症であっても、本人を中心にしてストレングス（その人の強み）や困りごとを丁寧に聞き取り、「この人であれば自分のことをわかってもらえる」と安心感をもってもらえるようにしました。

④尿閉を予防する

病態が進行すると膀胱の伸展、拡張が起こり、完全に尿閉となります。そのため、尿失禁（切迫性尿失禁、溢流性尿失禁）が頻回に起こりやすくなります。そのようなリスクも考えて、ケアを行いました。

⑤バイタルサイン（血圧、脈拍、呼吸、血中酸素飽和度、体温）に注意する

随伴症状の有無（寒気、体熱感、倦怠感など）、食欲不振、悪心、嘔吐、頭痛、むくみ、尿路感染症があり、発熱による随伴症状の有無を観察する必要がありました。また、それに伴う消化器症状や全身症状の観察も必要でした。

⑥排尿状況を把握する

　1日の排尿回数（排尿間隔）と排尿量、1回の排尿量と排尿時間（排尿間隔）を把握しました。排尿量が多いことから起こる頻尿なのか、前立腺の腫大が引き起こす排尿困難による頻尿なのかを判断するために、排尿状況を観察しました。Uさんの場合は、前立腺腫大が引き起こす排尿困難による頻尿でした。

⑦残尿量を確認する

　残尿量が多くなると、尿が長時間停滞します。そして、尿中の細菌が逆行し、腎盂内に入り込むと、感染（腎盂腎炎）を起こしやすくなります。下腹部や会陰部に不快感があるときにも、多量の残尿があるか確認することが大切です。Uさんの場合は、比較的容易に扱える残尿測定装置を使いました。

⑧水分摂取量を確認する

　残尿による尿路感染の予防の一つとして、水分を摂取できているかについて確認することが大切です。患者さんの多くは、頻尿の苦痛を軽減するために水分摂取を控えることが多いです。脱水を予防するために、Uさんの飲水量を確認しました。

⑨睡眠状況や排尿障害による苦痛の有無を確認する

　頻尿や排尿困難などの排尿障害による不眠や、不眠から来る疲労感がないかについて、聞き取りと行動観察により把握しました。日常生活の行動に支障をきたすことがある睡眠障害では、倦怠感を訴えることも多いです。Uさんは高齢でもあるので、頻回なトイレへの移動が心理的な苦痛となったり、夜間に転倒が発生したりするといったリスクも考えました。

⑩QOLを維持するために、尿失禁用の尿とりパッドの使用を勧める

　実際にUさんに尿失禁用の尿とりパッドを使ってもらって、尿とりパッドを使用することに対して納得を得ました。最近は、漏れる尿量に合わせてさまざまな尿とりパッドが市販されて

いますし、インターネットのサイトから試供品をもらうこともできます。たとえ尿漏れがあっても、福祉用具や尿とりパッドなどをうまく使えると、外出や好きな趣味を続けることができます。QOLを高めることで、患者さんがその人らしい生活を送ることができるようになります。

⑪福祉用具の導入や多職種連携を検討する

　Uさんはコミュニケーションがとりにくかったため、助聴器「もしもしフォン®」のような福祉用具、「筆談パット」や「トーキングエイド® for iPad」のようなアプリなど、コミュニケーション機器を導入することも検討しました。大切な説明をする際には、社会福祉協議会の要約筆記を依頼するなど、社会資源も活用しました。また、Uさんや家族とより円滑なコミュニケーションを図るために、ほかの専門職と連携しました。

⑫定期受診への理解を促す

　Uさんの場合は、徹底した聞き取りを行って、腎盂腎炎との合併症を予防するために定期的に泌尿器科を受診してもらえるようになりました。

　腎盂腎炎では、炎症により背部に痛みを感じることがあります。患者さんは「背中が重い」というように鈍痛を表現することがあります。また、汚染された尿はアルカリ化し、尿道粘膜への刺激となるため、排尿痛を生じます。患者さんは、「尿が出るときにしみる」と痛みを表現することもあります。患者さんに認知症があっても、本人の言葉に耳を傾け、できる限り病状を理解しましょう。

⑬家族関係や協力体勢の有無を把握する

　将来的に起こる異常事態に気付いたり、対応したりしてくれる家族などの協力者がいるかどうかも重要なことです。患者さん本人だけでなく、家族の理解度や協力度についても情報収集します。

　Uさんの場合、泌尿器科医からは排尿量を把握するために水分出納帳と排尿チャートに記入す

POINT

 新人看護師へのアドバイス

　Uさんや家族との信頼関係を築くことで、毎月受診してもらうことができました。現在は夜間の排尿の間隔も長くなり、日中の傾眠も減りました。外出時間に合わせて尿とりパッドを用意するといった支援を受けた後、Uさんは「敬老の日には外食に連れて行ってほしい」と言ったと、家族から喜びの報告をもらいました。

　「高齢だから仕方がない」、あるいは「認知症があるから仕方がない」と言って介入を諦めることは簡単です。しかし、1人の訪問看護師がいることで、関係者に家庭環境が手にとるように理解され、リハビリテーションをはじめさまざまな周囲環境を整えることができます。「チームで支える」と言うからには、誰かがその役割を果たさなければなりません。Uさんのケースでは、訪問看護師という、現場でUさんを一番みている専門職の意義を教えてくれた事例でした。

るように指導があったことを知りました。そして、家族への聞き取りを行うことで、排尿のために起きるたびに自室から離れた居間まで移動し、記録することが習慣化していたことが、睡眠を再度とることの妨げになっていたことに気付きました。また、眠りが浅いことをかかりつけ医に訴えても、なぜ断眠になっているかについて本人から情報がなかったため、加齢によるものとされていたこともわかりました。どうしても眠れないときのために睡眠導入薬を処方されていましたが、Uさんはトイレに行くので夜間は起きないといけないと考え、服薬していませんでした。

 浜田きよ子先生が伝える **おむつケアと排泄ケアのエッセンス**

エッセンス1　聞き取りと本人の状態の確認

　Uさんは脳血管障害により発症した認知症（軽度）であるため、運動機能障害の有無についても丁寧に把握しておく必要があります。できることとできないことを把握し、手足の麻痺の有無を確認することはとりわけ重要です。運動機能障害や手足の麻痺があるせいで、トイレまでの移動中に尿が漏れているということも考えられるからです。

　脳血管障害による嚥下障害の有無も気になります。嚥下の状態によっては、購入した惣菜では食べにくいといったことがあるかもしれません。軽い言語障害がないかといったことなども含めて、暮らしの現状把握が必要です。

エッセンス2　生活を見直す視点

　脳血管障害は、飲食をはじめとする生活習慣が原因である場合が少なくありません。食生活を見直し、運動習慣をつけることなどで、暮らしの改善を図ることが、その後の状態の変化に影響します。「言うことを理解してもらえない」と決めてかかるのではなく、本人が理解しやすい言葉や方法で伝えることが大切です。

おむつケア・排泄ケアのエッセンス

アセスメント
・膀胱状態を把握する
・認知症のタイプを把握する
・聞き取りを行う
・行動を観察する

ケア
・福祉用具や尿とりパッドを導入する
・間欠的自己導尿などにより残尿をなくす

♥患者
・尿道狭窄症
・脳血管性認知症（軽度）による認知機能低下
・要介護2
・頻尿（日中・夜間）
・溢流性尿失禁

コミュニケーション
・つらさや不快さを想像したうえでかかわる
・生活史などを探り、届きやすい言葉を掛ける
・受診が大切だと理解してもらう

チーム医療
・訪問看護師が中心となりUさんの状況や状態をチームに伝える
・その人らしい暮らしの実現が家族の喜びにもつながることを意識する

脳血管性の認知症をより悪化させないためにも、また状態の変化に対応するためにも、家族や地域の人たちとの連携はその後のUさんの暮らしを支えるものとなり得ます。

POINT

多職種連携へのアプローチ

　「昼夜に頻回の排尿がある」という患者さんの場合、ともするとその対応を中心に考えがちです。それは大切なことですが、もう一つの疾患である脳血管障害は運動麻痺や感覚障害など、さまざまな後遺症を抱えることがあります。なかでも高次脳機能障害については、日常生活のなかで注意していないと気付けない場合があります。高次脳機能とは言語や判断、注意などをはじめとする機能ですが、これらの機能が損なわれると日常生活が難しくなります。

　この点を踏まえて、「日常生活で難しくなっていること」を探ることが大切です。できなくなる前に、できる状態を維持したいからです。そのためには、リハビリテーション、福祉用具、食事の工夫などによりその人の暮らしを支えていきます。

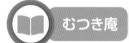

むつき庵　おむつケアのテクニック

（平田亮子）

テクニック1 　尿とりパッドを身体状況や排尿量に合わせて使う

　男性は加齢に加え、何らかの疾病により前立腺に障害のある人が多いです。男性用の尿とりパッドには、下着に貼れる軽失禁用のものや、排尿量が多い人のためのものなどがあります。尿とりパッドをその人の身体状況や排尿量に合わせてうまく使えるようになると、その人は安心して生活することができるようになります。

　たっぷりと吸収する尿とりパッドを使うときは、尿とりパッドをしっかりと固定する排泄アウターが必要になります。伸縮性と固定力があり、前が大きく開く布製のアウターを使って、大きめの尿とりパッドを固定したり、尿とりパッドを容易に交換できるようにします。

テクニック2 　補聴器を用いて患者さんとのコミュニケーションを円滑にする

　福祉用具の導入や「もしもしフォン®」のほかにも、折りたたみできる携帯電話のようなタイプの助聴器や、耳に密着させないタイプの集音器もあります。Uさんが使いやすいと思うものを選ぶことが何よりも大切ですが、Uさんの生活が改善するように用具をうまく取り入れることも考えましょう。

第3章

浜田きよ子先生と「おむつフィッター」がケアの悩みを解く！

ケア・アイテムの紹介

患者の状態	主なケアのポイント	主なアイテム
尿失禁がある	・男性の少量の尿漏れをケアする	リフレ® 超うす安心パッド 男性用 (画像提供：リブドゥコーポレーション)
羞恥心がある	・尿がズボンに染みないようにする	ライフリー® さわやかパッド 男性用 (画像提供：ユニ・チャーム)
皮膚トラブルがある	・尿が肌に触れないようにする	サルバ 吸水ポケット 男性用 (画像提供：白十字)
排尿量が多い	・おむつ内の環境を改善する	PUサルバ オーバーナイト 男性用 (画像提供：白十字)
声を聞き取りにくい	・折りたたみ式のハンディタイプの助聴器を使う	聴吉 (画像提供：プリモ販売)
	・耳に入れないボイスレシーバーを使う	みみもとホン® クリア (画像提供：エムケー電子)

引用・参考文献

1) 昭和大学附属病院看護部．"前立腺肥大症"．「意味づけ」「経験知」でわかる病態生理看護過程（下巻）．市川幾恵監．名古屋，日総研出版，2007，61-75．
2) フロレンス・ナイチンゲール．看護覚え書：看護であること看護でないこと．改訳第7版．湯槇ますほか訳．東京，現代社，2011，218．
3) 浜田きよ子．介護をこえて：高齢者の暮らしを支えるために．東京，NHK出版，2004，208p．
4) 浜田きよ子．高齢者が使いやすい日用品 最新版．東京，晶文社，2000，264p．
5) 浜田きよ子．おむつトラブル110番：高齢者のQOLを高めて介護者の悩みも解決！．大阪，メディカ出版，2015，136p．

医師が教える必須知識

尿道狭窄症

疾患概説

　尿道狭窄症は、外傷、尿道炎、尿道カテーテル留置、内視鏡手術などで尿道に傷がつき、その治癒過程で線維化や瘢痕化を起こして尿道の内腔が狭くなる疾患です（図1）。

　症状は、尿勢の低下、尿線細小、排尿時間の延長など、排尿困難の症状が主たるものですが、導尿困難が診断のきっかけになることもあります。導尿困難は、尿道狭窄や前立腺疾患（肥大症やがん）だけでなく、導尿時の疼痛のために括約筋の緊張が高まって起こることがあります。このようなときには、キシロカイン®ゼリーの尿道内注入による尿道麻酔が有効なことがあるため、一度試してみる価値があると思います。

　診断には多くの場合、泌尿器科専門医の関与が必要で、尿道造影や内視鏡で診断されます。尿道狭窄と診断されれば、内視鏡下にガイドワイヤーを挿入し、X線透視下に尿道ダイレーターで尿道拡張を行います（図2）。2cm未満の狭窄であれば、内視鏡的な尿道切開術と術後の尿道ブジー治療が有効ですが、2cm以上の狭窄では尿道端々吻合や口腔粘膜を用いた再建術が必要になります。また、治療後の再狭窄の問題にも対応が必要になります。

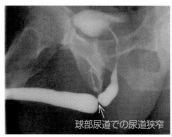

球部尿道での尿道狭窄

図1　尿道狭窄のX線画像

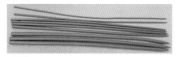

図2　尿道ダイレーター

病棟看護師へのアドバイス

　導尿困難なときには、決して無理をして暴力的にカテーテルを挿入しないことが大切です。尿道出血や偽尿道の発生の原因になります。チーマン型カテーテルや先端が工夫されたカテーテルでの導尿が有効なこともあります。尿道狭窄と診断されれば、前述のような治療を受けますが、術後の経過観察が重要で、定期的な受診を促すようにしてください。

訪問看護師へのアドバイス

　在宅でも導尿困難なときは無理をせず、口呼吸や声掛けで精神的にリラックスさせることも一法ですが、現場で一度やっていただきたいのがキシロカイン®ゼリーによる尿道麻酔です。それでも導尿困難なときは、泌尿器科専門医に相談して、対応することが大切です。普段から気軽に相談できる医師との関係づくりが大事であると思います。

医師に相談するポイントとタイミング

　排尿困難の原因は、①内因性（尿道狭窄や尿道結石）、②外因性（前立腺肥大症や前立腺がん、便秘）、③神経因性（神経因性膀胱）があり、原因がはっきりしないときが相談のタイミングです。導尿困難が尿道狭窄の診断の手がかりになることが多いので、患者さんが導尿困難感を訴えるようであれば泌尿器科専門医に紹介してください。

（小川隆敏）

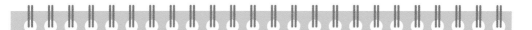

おむつと排泄の看護ケア
チェックポイント

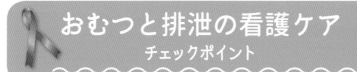

アセスメントとケア

- 異常を早期発見する（尿路感染の予防）。
- 表情や言動から本人の困りごとを理解する。
- 困りごとの自覚を促す。
- 尿閉を予防する。
- バイタルサイン（血圧、脈拍、呼吸、血中酸素飽和度、体温）に注意する。
- 排尿状況を把握する。
- 残尿量を確認する。
- 水分摂取量を確認する。
- 睡眠状況や排尿障害による苦痛の有無を確認する。
- QOL を維持するために、尿失禁用の尿とりパッドの使用を勧める。
- 福祉用具の導入や多職種連携を検討する。
- 定期受診への理解を促す。
- 家族関係や協力体勢の有無を把握する。

ケアのエッセンス

- 認知症のタイプを把握して、本人の現状を丁寧に把握する。
- 生活の改善を図る。その際には、「言うことをなかなか理解してもらえない」と決めてかかるのではなく、理解しやすい言葉や内容で伝える。
- 患者さんの状態を詳細に把握している訪問看護師などが中心となって、患者さんの状況や状態をチームに伝える。

ケアのテクニック

- 大きめの尿とりパッドを固定するときは、伸縮性と固定力があり、尿とりパッドを交換しやすい前が大きく開く布製のアウターと組み合わせる。
- コミュニケーションをとるための用具として、福祉用具の導入だけでなく、助聴器や集音器を用いることも検討する。
- 何よりも大切なのは、患者さんが使いやすいと思うものを選ぶこと。

3　脳卒中後遺症による排泄障害で尿漏れがある……

 ケアの悩みごと

　Sさんは39歳・男性、急性期病院の脳卒中ケアユニットに入院しています。休日にしていた農作業中に転倒し、意識障害・右片麻痺症状が出現したため、救急車で近医へ搬送されました。検査にて脳内出血（左被殻出血）を認めたため、急性期病院（当院）への転院搬送となりました。

　搬入後、血管造影（digital subtraction angiography：DSA）検査を行い、脳動脈瘤・脳動静脈奇形（arteriovenous malformation：AVM）がないことを確認したため、至急、開頭血腫除去術を受けました。来院時、意識レベルはジャパン・コーマ・スケール（Japan Coma Scale：JCS）（表1）でⅡ-30、発語はなく、失語症状を認めました。

　手術後、早期離床・リハビリテーションを目的として、膀胱留置カテーテルを抜去しましたが、自然排便はあるものの、脳内出血（左被殻出血）による排泄障害があり、尿意も便意もないまま失禁状態となってしまいました。現在は、おむつを使用していますが、1回排尿量が多く、おむつから漏れて困っています。

　今後、日常生活動作での排尿動作を確立したいのですが、現在のおむつからの尿漏れにはどう対応すればいいのでしょうか……。家族はできるだけSさんの希望をかなえてあげたい（職場復帰をさせてあげたい）とも言っています。

＊＊＊ 病棟看護師

表1　ジャパン・コーマ・スケール（文献1より作成）

	1	今ひとつはっきりしない
Ⅰ	2	見当識障害（日付・場所が言えない）
	3	名前、生年月日が言えない
	10	普通の呼び掛けで開眼
Ⅱ	20	身体の揺さぶりで開眼
	30	傷み刺激を加えつつ呼び掛けを繰り返すとかろうじて開眼
	100	傷み刺激で払いのけあり
Ⅲ	200	傷み刺激で多少の手足の動かしあり（除脳硬直を含む）
	300	傷み刺激に反応なし

 「おむつフィッター」が教える　アセスメントとケア　　（三谷香代）

①意識障害・運動性失語・排泄障害のある状態から排尿自立を目指す

　Sさんの相談を受けて、まずはアセスメントを行いました（表2）。Sさんの状態をみると、意識障害、運動性失語、排泄障害があることがわかります。入院中は、安静のためにベッドに横になっている時間が長いことから、昼夜逆転になりがちで、夜間に覚醒して日中眠ってしまうことが考えられますが、Sさんは日中の覚醒状態に問題はなく、夜間もよく睡眠がとれています。

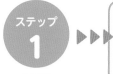

ステップ **1**
目標

意識障害・運動性失語・排泄障害のある状態から排尿自立を目指す
・家族は職場復帰を希望しているため、自立に向けて日常生活動作を改善させる

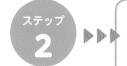

ステップ **2**
急性期のケア

急性期のリハビリテーションを行う
・廃用症候群の予防を目的に体位変換と適切なポジショニングを行う
・将来的な拘縮（特に足関節底屈）・浮腫・肩の痛みなどを想定して肢位を選択する
・早期離床は、呼吸機能の維持や感染症の予防に効果的である

ステップ **3**
排泄（排尿）
障害のケア

排泄（排尿）障害に対するリハビリテーションを行う
・排尿パターンの観察・残尿測定・尿水力学的検査により、十分な評価を行う
・リハビリテーションの遅延、在宅生活への阻害因子となる問題にも注意する
・その人の尊厳を大切にしながら接するように心掛ける

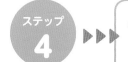

ステップ **4**
おむつケア

身体機能の低下や関節の可動域制限に注意しておむつケアを行う
・おむつの選び方・使い方を間違えると、身体機能の低下や関節の可動域制限、褥瘡の原因にもなるため注意する
・病状や意識状態、ADL・排泄状況を確認し、排泄アイテムを状況に応じて選ぶ

　日常生活動作能力（ADL）も、早期からの理学療法士（physical therapist：PT）、作業療法士（occupational therapist：OT）、言語聴覚士（speech therapist：ST）によるリハビリテーションの介入により、右片麻痺の残存はあるものの健側の筋力低下もなく、少しずつ改善傾向にあると思われます。

　運動性失語もありますが、看護師の声掛けには軽度の理解があります。排泄に関しては、排泄障害による失禁があり、皮膚障害を併発する恐れもあります。また、排泄用具の適切な使用・選択ができていなくて、漏れにつながっているようにも考えられます。家族は今後できれば職場に復帰してほしいと考えていることから、排尿自立に向けてADLを改善することが必要です。

表2 患者アセスメントの内容

基本動作	麻痺など	脳内出血（左被殻出血）による右片麻痺（徒手筋力テスト〔Manual Muscle Test：MMT〕〔**表3**〕：上肢0/5・下肢2/5）あり。上肢自動運動はなく、痛覚刺激にて反応あり。感覚機能低下があり、末梢の浮腫もあり。下肢は自動運動がありわずかに引き寄せがあるものの、屈曲保持には至らない。上肢と同じく感覚機能低下があり、早期からのリハビリテーション訓練による筋力低下の予防や機能回復を行っている。健側は、自動運動は活発で機能的に問題ない。
	寝返り・起き上がり・座位	ベッド柵につかまれば、自力での寝返りや起き上がりが可能。座位の保持は、中介助～軽介助にて可能。
	立位・移乗	L字バー使用にて、中介助にて立位・車いすへの移乗が可能。
	歩行	右片麻痺があるため、現在は歩行困難。
	移動	移動時は、車いすを24時間使用。
	清拭・入浴	入浴は右片麻痺のため全介助にて機械浴（1週間に1～2回）。入浴日以外は、全身清拭・陰部洗浄を行う。
コミュニケーション	視覚	近視・乱視があり、眼鏡を使用している。
	聴覚	特に問題なし。
	会話	運動性失語があるものの、覚醒しているときは、ジェスチャーを用いたり、ゆっくりと話したりすることで、理解可能。ただし、完全に理解してはいないので、繰り返し説明する必要あり。
排泄	尿意・便意	脳内出血による排泄障害があり、尿意・便意の訴えなし。
	排泄動作	全介助にて、おむつを1日に7～8回交換。その都度、おむつ内失禁にて自然排尿あり。1回排尿量が多く、おむつからの尿漏れあり。声掛けにて、腰上げへの協力動作あり。排便は、自然排便にて3日に1回程度あり。普通便（ブリストルスケール3～4）。
	排泄用具	排泄アウター（「ライフリー® 横モレあんしんテープ止め」〔LLサイズ〕）、排泄インナー（「ライフリー® 長時間あんしん 尿とりパッド」）を使用。体格が大きく、お腹まわりもふくよかなので、家族が大きいサイズのテープ型紙おむつと長時間用の大きなパッドを使用している。そのため、鼠径部や腹部にできたスペースからの尿漏れあり。排泄チャートは使用していない。1日の回数のみカウントし、1回排尿量は測定していない。
皮膚の状態		入院時に両足・両下肢部分に小さな湿疹と発赤があり、左手でときどき掻いている。皮膚の損傷はなし。検査にて白癬を確認したため、入浴後や清拭時に外用クリームを両下肢に塗布している。足浴を毎日行い、足浴後は両足に塗布している。褥瘡なし。
食事・歯		手術後からベッドを起こし、胃管チューブにより経管栄養注入（明治メイバランス®1.0 Zパック 400K 400mL）を1日3回（朝・昼・夕）行っている。覚醒状況に応じて、言語聴覚士による評価および経口摂取訓練を車いすに移乗して行っている。義歯はなし。
睡眠		夜間はよく眠れている。

表3 徒手筋力テスト（文献2より作成）

スコア	筋力の状況
5	最大の抵抗に抗して、可動域全体にわたって動かせる
4	ある程度の抵抗に抗して、可動域全体にわたって動かせる
3	抵抗を加えなければ重力に抗して、可動域全体にわたって動かせる。
2	重力を除けば、可動域全体にわたって動かせる
1	筋肉の収縮がかすかに認められるだけで、関節運動は起こらない
0	筋肉の収縮は認められない

●失語症（運動性失語）

　失語症に関しては左半球が優位半球であった場合に出現します。ブローカ（運動性）失語では、発話量が少なくなり、努力性（非流暢）のものです。しかし、言語理解は比較的良好に保たれていることが特徴です。また、復唱障害や音読障害も伴います。書字障害を合併しますが、右片麻痺を伴うことが多いので検査自体が困難となります。優位半球（多くは左半球）の下前頭回後部（ブローカ野）を中心とする障害でみられます。また、ブローカ失語の回復期でみられる「超皮質性運動失語」は非流暢性ですが、言語了解と復唱は良好です。

●排泄障害

　何らかの原因で尿や便が出なかったり、漏れたり、頻繁になったりする状態のことです。排泄は、生きていくうえで欠かすことのできない生理的欲求の一つであり、生命の維持・人間の尊厳を維持するうえでも、重要です。排泄障害が生じたときは、まずトラブルの原因を探り、身体的・精神的・社会的な影響を理解したうえで解決策につなげることが大切となります。

　排泄障害を引き起こす要因としては、泌尿器科の問題だけでなく全身機能の低下が大きく影

第3章

浜田きよ子先生と「おむつフィッター」がケアの悩みを解く！

表4	急性期のリハビリテーションの主な内容
・ポジショニング	・関節可動域の運動
・呼吸管理	・座位保持の練習
・ベッド挙上	・早期離床

響しています。腎泌尿器疾患のほかに、心疾患・高血圧・糖尿病・骨盤底筋の緩み・認知症・運動障害・睡眠障害・脳疾患なども排泄障害の原因となります。排泄障害には、これらの原因が複雑に絡み合っていることが多いので、しっかりとアセスメントする必要があります。

②急性期のリハビリテーションを行う

　意識障害・運動性失語などのある患者さんに対する急性期のリハビリテーションとしては、表4のようなケアを行います。廃用症候群の予防を目的に、体位変換と適切なポジショニングを行います。将来的に起こる可能性の高い拘縮（特に足関節底屈）・浮腫・肩の痛みなどを想定して肢位を選択します。また、呼吸管理において、早期離床は呼吸機能の維持や感染症の予防に効果的です。

③排泄（排尿）障害に対するリハビリテーションを行う

　排泄（排尿）障害は脳卒中に合併する頻度が高く、リハビリテーションの阻害因子となります。そのため、排尿パターンの観察・残尿測定・尿水力学的検査により、十分な評価を行うこ

POINT

 新人看護師へのアドバイス

　脳内出血は、さまざまな原因で頭蓋内の血管が破裂して出血により血腫ができる疾患であり、脳内の神経線維が損傷して、片麻痺や意識障害などを起こし、死に至ることも多いです。脳出血の原因の多くは高血圧で、血圧が高くなると動脈の硬化が促進されて血管がもろくなり、そこに血圧の上昇が加わり血管が破れて出血を起こします。また、高齢者ほど頻度が高く、加齢と密接に関係しています。脳出血で最も多いのは被殻出血で、次に視床出血が多く、この2つで全体の70％を占めています。その他には、小脳・脳幹・橋・皮質下の出血もあります。
　脳内出血（左被殻出血）の症状は出血の程度と部位によってさまざまですが、主に表5のようなものがあります。ここでは特に、失語症、排泄障害、および急性期のリハビリテーションについて説明します。

表5	左被殻出血にかかわる主な特徴・症状
・病側を向く共同偏視（左）がみられる	・失語症（運動性失語）がある
・血腫増大のピークは5～6時間以内となる	・失認・失行がある
・持続性の意識障害がある	・感覚障害（半身の感覚が麻痺し、手足の痺れ・
・頭痛・嘔吐・血圧上昇（血圧のコントロールが必　要）がある	感覚・痛覚・温度感覚が鈍くなることがある）が　ある
・右片麻痺（出血した大脳半球と反対側の四肢・　顔面麻痺が起こる。神経線維は延髄で交叉して　いるため、反対側に麻痺が起こる）がある	・排泄障害がある

とが必要です。病態に応じて、薬物療法、患者さんの教育・指導（排尿・排泄動作について）、バイオフィードバック療法などの治療を行います。

　また、脳卒中による排尿障害には、尿閉や尿失禁といった自身による医学的問題に加えて、リハビリテーションの遅延、在宅生活への阻害因子となる問題があります。また、①尿失禁のある脳卒中患者はADLの変化や自宅退院率が低い、②脳卒中リハビリテーション病棟における治療により排尿障害が軽減される、③排尿障害の評価は排尿パターンの観察、残尿測定および尿水力学的検査などにより行われるといった報告があります。

　なお、排尿障害の治療としては、薬物療法として排尿筋収縮を抑制する薬物（抗コリン薬・平滑筋弛緩薬）や尿道抵抗を増強する薬物（三環系抗うつ薬）、または排尿筋収縮を増強する薬物（コリン作動薬）や尿道抵抗を減弱する薬物（αアドレナリン受容体遮断薬）が用いられます。

　脳出血による排泄障害は、排尿・蓄尿だけでなく、排便にも障害をきたします。Sさんの排泄障害は、大脳皮質や脳幹の働きのトラブルが原因で尿意や便意の消失で失禁になっていると考えられます。また、右片麻痺もあり、運動機能障害により排泄動作をスムーズに行うことが困難な場合もあります。

　脳出血後の患者さんの多くは、降圧薬なども内服しているせいで排尿量が増加していることもあります。そのことが、おむつからの尿漏れにつながっている原因の一つだと考えられます。脳卒中ケアユニットでも、入院している患者さんの半数以上がおむつへの排泄となっています。

④身体機能の低下や関節の可動域制限に注意しておむつケアを行う

　おむつ交換は時間ごとの交換と本人からの訴えがあったときに交換を行っていますが、排尿量や便の性状・皮膚トラブルなどの記載内容やおむつの選び方・使い方については、受け持ちの看護師によってさまざまです。おむつの選び方・使い方を間違えると、身体機能の低下や関節の可動域制限につながりますし、さらには褥瘡の原因にもなりかねません。

　そのため、Sさんの病状や意識状態、ADL・排泄状況（日中・夜間）を確認したうえで、排泄アイテムを状況に応じて選択する必要があります。おむつのサイズや吸収量、当て方や使い方を検討するときは、表6の項目をチェックすることが大切です。

POINT

 新人看護師へのアドバイス

　脳卒中ケアユニット内でアセスメントし、その人に合ったケアを提供する際には、周囲の環境にも配慮しましょう。排泄障害はデリケートな問題であり、周囲の人の対応によって患者さんの自尊心を傷つけてしまう恐れがあります。そのため、その人の尊厳を大切にしながら接するように心掛けましょう。排泄アウターや排泄インナーの特性や選択の仕方、装着方法についての研修を受けて、よりよい排泄ケアを提供することが大切です。

表6	おむつの選択と使い方のチェックポイント

・そのまま当てているのか？	・排尿量（1日排尿量・1回排尿量）と回数は？
・陰茎に巻いて使っているのか？	・食事量・水分量は？
・どこから尿が漏れるのか？	・ADL状況は？
・どのようなときに尿が漏れるのか？	

 浜田きよ子先生が伝える **おむつケアと排泄ケアのエッセンス**

エッセンス1 職場復帰の希望を受けて、おむつに頼らない排泄を目標にする

　39歳とまだ若いSさんにとって、家族の希望にあるように職場復帰は重要な目標です。まずは、意識障害、運動性失語、排泄障害などに対して、適切なケアを行いましょう。

　チーム医療の現場では、何より排尿自立に向けたリハビリテーションが大切です。最初はおむつに頼らざるを得ないとしても、衣服やパンツの工夫でベッド上でも尿器が使えるようになり、おむつ以外の排尿が実現すれば、それはSさんの気持ちを大きく変えてくれるはずです。そのための身体の動かし方などをSさんが習得することが重要です。まずは、意識障害、運動性失語、排泄障害などに対して適切なケアを行いましょう。

エッセンス2 トイレ環境を把握してリハビリテーションと排泄用具を選ぶ

　在宅での暮らしについて考えてみましょう。そのときには職場のトイレや自宅のトイレという実際の場面を想定しつつ、どのように移動するのか、その移動を助ける福祉用具はその環境において何が適切なのかなどを丁寧に探る必要があります。それにより、Sさんは家での暮らしや職場復帰に自信を取り戻していけるからです。

　トイレばかりではなく、例えば、尿瓶やスカットクリーン®などを使えるようになれば、トイレに行けないときでも安心できるため、Sさんの自信につながります。職場ではMr. ユリナー、エーフェックスを装着していれば安心して働けるかもしれません。夜間に尿意で目が覚めることがないのであれば、コンビーン®セキュアーなどを使用することで家族の負担も軽減できる可能性があります。

おむつケア・排泄ケアのエッセンス

目標
- 家族の希望（職場復帰）を目標とする
- おむつに頼らない排泄を目標にする
- 自宅で暮らすことを考える

♥患者
- 脳内出血（左被殻出血）を認めたため手術治療
- 急性期病院の脳卒中ケアユニットに入院
- 排泄障害で、失禁状態（尿意・便意なし）

アセスメント
- トイレで排尿できることを目標に、排尿チャートを活用する

ケア
- 意識障害、運動性失語、排泄障害などに対して適切なケアを行う
- 在宅と職場で使う排泄用具を熟知する
- 排泄用具を使うためのリハビリテーションを行う
- 衣服は場面に沿って現実的な対応ができるようにする

チーム医療
- さまざまな選択肢や可能性を本人に伝えて、目標（排尿自立）に向けてリハビリテーションをしていることをできるだけ理解してもらう
- 尿漏れを受け止める福祉用具があることを伝えて前向きな気持ちにする

POINT

多職種連携へのアプローチ

　Sさんの場合、暮らしの回復が大きな目標となっていました。そのため、リハビリテーションの目的も暮らし（家、職場）を意識したものであることが大切です。その点から、「何を目的にするのか」を具体的な目標として共有することが重要です。家の寝室とトイレの距離などを把握するのもその一つです。場合によっては、退院するまでにトイレの改修を行うことも必要かもしれません。

　もう10年以上前に訪問したデンマークの病院では、退院時に「衣服はこのように着る」「食事の道具は現在はこのようなものが使いやすい」「いすの座面の高さは○センチメートル」など、その人の暮らしにかかわる提案の一つ一つを写真付きのアルバムにしていました。病院と在宅での暮らしをつなぐものの重要性を感じました。

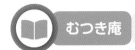 **むつき庵** **おむつケアのテクニック**
(平田亮子)

テクニック1 排泄用具を在宅と職場で使い分けて自信や安心感につなげる

　Sさんがリハビリテーションを続けることで身体状況が改善していくと、おむつ以外にも排泄用具を使える可能性が出てきます。その際、在宅と職場で排泄用具をうまく使い分けることが何よりも大切です。そして、排泄用具が使いやすい排泄アウターを取り入れたり、下着にも工夫を加えたりすることで、Sさんの自信や家族の安心感にもつながります。

テクニック2 自動採尿器の利用や収尿器と蓄尿袋の組み合わせを考える

　在宅では尿をためるタンクをベッドの下に置けて、陰茎の差し込み部が安定しているカップ（レシーバー）のある尿器が使いやすいと思います。

　Sさんに尿意がなくても、排泄チャートで排尿のリズムを把握すれば、自動で尿を吸引できる自動採尿器を使うこともできます。自動採尿器は、寝た状態でも、端座位でも、レシーバーを当てるだけで排尿を済ませることができます。排泄用具を使いこなせるようになると、自立した排尿に期待がもてるでしょう。

　そのほかにも、陰茎に密着させて排尿できるコンドーム型の男性用集尿器と蓄尿袋を組み合わせて使うことで、家族の負担を軽減できます。

ケア・アイテムの紹介

患者の状態	主なケアのポイント	主なアイテム
排尿自立を目指したい	・人手を借りずに、寝たまま排尿できる男性用集尿器を使う ・排泄用具を使って排尿自立に向かえる可能性が出てくる ・ベッドなどの高低差があるときにうまく使える	ダンディユリナー® （画像提供：朝日産業）
	・寝たままでも座ったままでも、自動的に尿を吸引する自動採尿器を使う ・陰部にレシーバーを当てて排尿することで、センサーが尿を感知し、尿がホースを伝ってタンクにたまる仕組みになっている ・仰臥位や端座位など、身体機能に応じた姿勢でレシーバーを当てられる	スカットクリーン® （画像提供：パラマウントベッド）
	・しわやよれができにくく、装着が簡単なコンドーム型収尿器を使う ・1日1回の交換でよいため、夜間も眠ることができるようになる ・収尿器が陰茎に密着するため、不向きな人もいる	コンビーン® オプティマ コンドーム型収尿器 （画像提供：コロプラスト）

テクニック❸ 心理的なストレスが軽減する排泄アウターや下着を使う

　職場では、活動内容に適した男性用集尿器をうまく利用することで、尿漏れの不安が軽減するため、Sさんも自信をもてるようになると思います。前が大きく開く排泄アウターや下着を着用することで、男性用集尿器が楽に使えるようになるため、心理的なストレスも軽減できるのではないでしょうか。

ケア・アイテムの紹介

患者の状態	主なケアのポイント	主なアイテム
排尿自立を目指したい	・しっかり尿とりパッドを固定して、漏れを抑え、通気性のよい布製パンツを使う ・前が大きく開く排泄アウターは伸縮性があるため、尿とりパッドを交換しやすい ・尿器やレシーバーも当てやすい	ソ・フィットガード オープンスタイル（男性用） （画像提供：ニシキ）
	・股間部分の裏地に吸水性に優れた特殊アクリルを使用している軽失禁パンツを使う ・股間部の前面が大きく開く ・吸収体が付いており、100mL程度の尿を吸収することができる	ソフラピレン® パンツ Hタイプ （画像提供：竹虎）
職場復帰を目指したい	・活動的な人には、ズボンに取り付け、簡単に脱着できる男性用集尿器を使う ・カップ（レシーバー）に陰茎を入れ、排尿するとホースを伝って軽量集尿ボトルに尿がたまる仕組みになっている ・見た目として装着していることに気付かれにくいため、活動範囲がさらに広がる	Mr. ユリナー （画像提供：朝日産業）
	・装着できる男性用収尿器を使う ・専用の下着に受尿器をセットして排尿すると、蓄尿袋に尿がたまるようになっている ・自分で簡単に装着することができる ・見た目として装着していることに気付かれにくいため、活動範囲がさらに広がる	エーフェックス （画像提供：シカゴ東京メディカル）

引用・参考文献

1）太田富雄ほか．急性期意識障害の新しいGradingとその表現法（いわゆる3-3-9度方式）．脳卒中の外科研究会講演集．3（0），1975，61-8．
2）デール・エイバーズほか．新・徒手筋力検査法．津山直一ほか訳．東京，協同医書出版社，2014，501p．
3）伊東大介．高次機能の診察：失語・失認・失行．BRAIN．2（6），2012，518-23．
4）太田富雄ほか編．脳神経外科学．改訂12版．京都，金芳堂，2016，2962p．
5）脳卒中合同ガイドライン委員会．"排尿障害に対するリハビリテーション"．脳卒中治療ガイドライン2009．東京，協和企画，2009，322-3．
6）中村あや．"脳血管・神経・筋"．疾患別看護過程セミナー．統合改訂版．東京，医学芸術社，2006，458-65．
7）リゾートメディカルキャリア．主な臨床症状と徴候．ナースフル疾患別シリーズ：脳神経疾患．https://nurseful.jp/nursefulshikkanbetsu/cranialnerve/（2020年2月閲覧）

第3章

浜田きよ子先生と「おむつフィッター」がケアの悩みを解く！

脳卒中後遺症

疾患概説

脳卒中には、脳出血・脳梗塞・くも膜下出血があります。日本人の死亡原因として終戦直後には結核が第1位でしたが、すぐに脳卒中がとって代わり長らく第1位をキープしていました。その後、がん、心疾患、肺炎、老衰などとかわり、2019年では脳卒中は第4位となっています。死亡順位が下がっても、要介護状態の原因としては脳卒中が第1位です。このため、脳卒中対策の重要性は決して下がっていません。

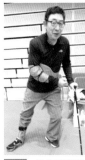 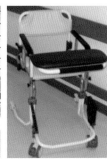

図1 片麻痺体験　図2 トイレ移乗用の車いす（乗助さん®Ⅱ）

血管性認知症の原因としても、脳卒中対策は重要です。以前は脳出血が多かったのですが、血糖および血圧コントロールの厳格化とともに減少していました。現在では、脳卒中の7割を脳梗塞が占めています。このため、脳梗塞対策が重要です。食事・運動・社会活動などの生活習慣を見直し、適切に血糖・血圧を管理することにより、発生を抑制することができます。

先日、用具を試用して片麻痺を体験する機会がありました（図1）。歩行は何とかできるのですが、いすへの着席・更衣・起立に難渋しました。排泄自立にはリハビリテーションが欠かせないことを再認識しました。

病棟看護師へのアドバイス

急性期病院では尿道留置カテーテルで、時間ごとの排尿量をチェックします。状態が落ち着くと、カテーテル留置状態で慢性期病院に転院してくることがよくあります。看護サマリーには、「○○ Fr バルーン挿入」と記載されていますが、「なぜ」「何時から挿入しているか」については記載されていないことが多いです。もちろん、医師の紹介状にも記載されていません。

そのため、担当医の了解をもらって、抜去を検討してください。不必要なカテーテルは患者さんを苦しめます。とりあえず、抜去してみましょう。排尿障害があれば、排尿改善薬や間欠導尿が必要です。このため、平成28年度診療報酬改定で排尿自立指導料が新設されています。

訪問看護師へのアドバイス

寝ている場所とトイレの位置関係のチェックが必要です。トイレまでの移動動作・排泄状態を観察してください。家族が楽しく長く介護を続けるためには、排泄関連の介護負担・費用軽減が必要です。介護者に正しいおむつの当て方、移動方法の指導、排泄用具の選択（図2）などの提案をお願いします。

医師に相談するポイントとタイミング

　ベッドサイドに多量の飲み物が入ったペットボトルを置いて、多飲している患者さんを見かけます。理由を尋ねると、「血液をさらさらにするため」との返事が返ってきます。脱水は脳梗塞のリスクファクターですが、過剰な飲水は多尿・頻尿の原因となり、生活の質を落とします。

　まず排尿記録をつけて、1回排尿量・1日排尿量を調べてください。2L以上の多尿なら、過剰な飲水が頻尿の原因となっていることを説明し、適切な飲水量になるよう指導します。

引用・参考文献

1）日本創傷・オストミー・失禁管理学会編.「排尿自立指導料」に関する手引き. 東京, 照林社, 2018, 40p.
2）浜田きよ子ほか. 福祉用具で変わる介護のある暮らし：人がすること, 道具だからできること. 東京, 中央法規出版, 2013, 164p.

（小村隆洋）

第3章

浜田きよ子先生と「おむつフィッター」がケアの悩みを解く！

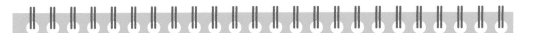

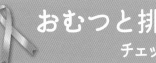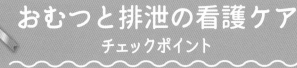

おむつと排泄の看護ケア
チェックポイント

**アセスメント
とケア**

▸ 「そのまま当てているのか」「陰茎に巻いて使っているのか」「どこから尿が漏れるのか」「どのようなときに尿が漏れるのか」「排尿量（1日排尿量・1回排尿量）と回数は？」「食事量・水分量は？」「ADL状況は？」といった点について、チェックする。

▸ その人の尊厳を大切にしながら接するように心掛ける。

▸ 排泄アウターや排泄インナーの特性や選択の仕方、装着方法の研修を受けて、よりよい排泄ケアを提供する。

**ケアの
エッセンス**

▸ 復職復帰という「家族の希望」を受けて、おむつに頼らない排泄を目標に自宅で暮らすことを考える。

▸ 職場で使う排泄用具などを熟知して、リハビリテーションや衣服のことなど、場面に沿って現実的な対応をする。

▸ 排泄チャートを活用しながら、トイレで排尿できることを目標にする。

**ケアの
テクニック**

▸ 在宅での排泄用具と職場での排泄用具をうまく使い分ける。

▸ 排泄チャートで排尿のリズムを把握して、自動採尿器を使う。

▸ 職場では活動内容に適した男性用集尿器をうまく利用する。

4 水様便がおむつから漏れて困る……

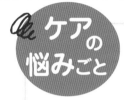

ケアの悩みごと

　私が担当しているWさんは72歳・女性で、1年前に転倒し、大腿骨を骨折してしまいました。リハビリテーションをがんばっていたのですが、思うように筋力が戻らず、現在はほぼベッド上で生活をしています。夫との2人暮らしのため、毎日ヘルパーさんが入っていますが、生活全般をケアするのは難しい状態です。

　訪問看護は午前9時からですが、頻繁に水様便が漏れてしまっています。本人もとても不快感を覚えていますが、においのせいで夫との関係性も悪化してしまっている様子です。そのためか、最近では食事量が減ってきており、空腹を満たすために水分を多く摂ってしまっているようです。テープ止め紙おむつ（Lサイズ）に尿とりパッド（大・中各1枚）を組み合わせて使っています。

　また、骨粗鬆症、高血圧、慢性便秘があります。リセドロン酸ナトリウム（アクトネル®）を週1回、アムロジピン（ノルバスク®）、酸化マグネシウム（マグミット®）を毎日、そしてセンノシド（プルゼニド®）を3日に1回服用しています。

　本人は「少し介助をしてもらえれば、ポータブルトイレで排泄できる」と自立での排泄を望んでいますが、夫が「おむつでいい」と譲ってくれません。まずは水様便だけでも改善できるといいのですが……。

＊＊＊ **訪問看護師**

「おむつフィッター」が教える アセスメントとケア　　　　（千島巳幸）

①食事・服薬・おむつの問題・背景について考察する

　まずは問題となっている状況の背景にも目を向けて、あらためて原因を考えましょう。

◇食事

　食事面をみると、水分を多く摂っていることが水様便の原因ではないかと考えられます。夫の介護力が低下していることもあり、食事内容に偏りが出てきてしまっていますし、Wさんは水分で満腹感を得てしまっているようです。

◇服薬

　服薬により水様便が起こっていることも考えられます。酸化マグネシウムを毎日服用しているようですが、この薬は便が硬い場合に水分を便に保持させ、やわらかくする作用があります。食事をしっかり摂り、自力で排便ができていたときには優れた効果を発揮していたと思われますが、現在の食事量などから考えるとかえって便をやわらかくし過ぎてしまう悪影響があると考えられます。

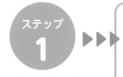

| ステップ 1 アセスメント | ▶▶▶ | 食事・服薬・おむつの問題・背景について考察する
・食事：水分の摂り過ぎ、食物繊維の不足に注意する
・服薬：酸化マグネシウム、センノシドの服用に注意する
・おむつ：サイズや着用の状態に注意する |
| ステップ 2 ケア | ▶▶▶ | 食事・服薬・おむつのケアを見直して問題を解決する
・食事：食物繊維を多く含む食事を摂る
・服薬：医師に酸化マグネシウム、センノシドの休薬を相談する
・おむつ：適切に着用できるように介護者などに指導する。希望に応じてポータブルトイレの用具も使用する |

　さらに、センノシドを3日に1回服用していることも不適切な服用と考えられます。ここで大腸内での便の状態について想像してみましょう。自然排便の場合、直腸に蠕動運動で運ばれた便により直腸が刺激され、脳にシグナルが届き、便が排便されます。しかし、今回のような薬の服用方法（種類と便の状態）では、いったん下剤によって排便してしまい腸がほぼ空の状態になっているため、本来であれば2日間ほど排便がないことが推測できます。

　Wさんは2日間排便がないことを便秘と勘違いして、下剤を使用して強制的に排便しているため、便の水分が大腸内で再吸収されていない状態にあるのではないでしょうか。Wさんの水様便は、酸化マグネシウムを常用し、センノシドを服用していることが合わさって起こっていると考えられます。

◇おむつ

　尿とりパッドを重ねていることで、股まわりがブカブカになり、水様便が漏れている可能性があります。そのため、使用している紙おむつのサイズが合っているか見直しましょう。

◇生活

　この家庭のキーパーソンは夫であることがわかります。においの問題から夫との関係が悪化しているかもしれないため、単に水様便を改善するだけでは問題が解決しない可能性も考えられます。また、Wさん本人は、介助を受けてのポータブルトイレの使用を希望していることにも配慮しましょう。

②食事・服薬・おむつのケアを見直して問題を解決する

　Wさんの場合、特に食事と服薬の見直しを図ることで当面の問題解決につながると考えます。また、おむつの使い方を見直したり、ポータブルトイレを使用できるようにしたりすることも大切です。

◇**食事の見直し**

食事内容としては、食物繊維を多く含む食事を摂るように心掛けてもらいましょう。最近では冷凍での配食サービスなどもありますので、ケアマネジャーに伝えて食事内容を改善してもらうのはいかがでしょうか。

◇**服薬の見直し**

まず、酸化マグネシウムが本当に必要であるかどうかを見極める必要があります。医師と相談してしばらく休薬し、現在の本人の便の状態を確認しましょう。もし、ウサギの糞のようにコロコロした便であれば、水分が少ないので酸化マグネシウムを少量から開始することをお勧めします。

また、センノシドについてもいったん休薬してもよいか医師に相談しましょう。数日間様子をみても排便がない場合、まずは腸の蠕動運動があるかどうかについて聴診器を使用して確認してください。もし、蠕動運動があった場合には腹部のマッサージなどを行い、できる限り自然排便を促しましょう。蠕動運動がみられない場合は、センノシドもしくは浣腸の使用を検討してください。

◇**おむつの見直し**

基本的なことですが、ズボンのサイズがLだからといって、安易にLサイズのおむつを選んでしまっていないでしょうか。ウエスト周囲には緩みが多少あっても漏れにくいですが、股まわりがぶかぶかにならないサイズを選ぶようにする必要があります。また、Wさんが希望しているように、ポータブルトイレを使用できるように配慮しましょう。

POINT

 新人看護師へのアドバイス

食事の量と便の量は比例することも忘れないようにしてください。手軽に食べられる食材の1つとして、バナナをお勧めします。

 浜田きよ子先生が伝える **おむつケアと排泄ケアのエッセンス**

エッセンス1 水様便は皮膚トラブル・尿路感染のリスク

適切ではない下剤の服薬により、水様便になっていることが考えられます。そのため、何よりも放置したままにせずに、医師に伝えることが重要です。服用薬については、薬剤師も丁寧に教えてくれます。このような状態では介護者も大変ですが、皮膚トラブルが起きやすく、尿路感染が生じることもあるため、この現状をそのままにしてよいとはいえません。そのためには、前述のアセスメント・ケアが大変重要です。

エッセンス2 短期・長期の目標を立てて患者・家族に聞き取りを行う

ケアで大切なことは目標です。短期目標としては「水様便が漏れないようにすること」ですが、長期目標としては「排泄の自立とWさんが自信をもてる暮らし」など、今すぐには達成できないかもしれないけれど時間をかけて実現する目標も大切です。目標はWさんとその家族（夫）との丁寧なかかわりや聞き取りを通して、もっと具体的な言葉にしていきましょう。

エッセンス3 福祉用具の利用やおむつの変更により排泄の自立を支える

Wさんが自信をもつための一歩としては排泄の自立が挙げられます。筋力低下があるとのことですが、まずはベッドの背上げ機能を使ってベッド端座位になる練習から始めます。

◇**体幹を支える**

体幹を支える福祉用具（端座位保持テーブル）を使用することも有効です。座位が安定すれば、身体の重心を少しずつずらしながらベッドサイドに置いたポータブルトイレへ移乗できるように練習します。

◇**ポータブルトイレを使う**

ポータブルトイレはアームレストが跳ね上がるものなど、座位移乗がしやすいものを選びます。

◇**おむつを変更する**

水様便でなくなった時点で、テープ止め紙おむつをパンツ型紙おむつに変更して動きやすくすることも大切です。そのため、訪問リハビリテーションのスタッフや福祉用具専門相談員との連携は必須です。

ケア・アイテムの紹介

患者の状態	主なケアのポイント	主なアイテム
自立排便ができない	・自力での座位保持が不安定な人の体幹を支える ・前傾姿勢がとりやすい ・座位が安定すれば、ポータブルトイレへの移乗練習ができる	端座位保持テーブル Sittan® （画像提供：パラマウントベッド）
	・座位移乗しやすいポータブルトイレを使う ・アームレストが跳ね上げられると、移乗しやすい ・訪問リハビリテーションや福祉用具専門相談員と連携する	家具調トイレ セレクトR はねあげ （画像提供：アロン化成）

おむつケア・排泄ケアのエッセンス

アセスメント
- 服薬の見直し
- 皮膚トラブル・尿路感染のリスクを把握する
- 短期・長期の目標を立てて患者・家族に聞き取りを行う

♥ 患 者
- 大腿骨骨折後、ベッド上での生活
- 骨粗鬆症、高血圧、慢性便秘
- 生活全般のケアが難しい
- 水様便が頻繁に漏れる

ケア
- 福祉用具の利用やおむつの変更により排泄の自立を支える
- 体幹を支える福祉用具を使う
- ポータブルトイレを使う
- おむつを変更する

チーム医療
- 筋力低下がなく自立して排泄できるように、介護者に協力を求める
- 「ベッド上での暮らしを継続しないようにする」というケアの発想を共有する

POINT

📣 **多職種連携へのアプローチ**

　Wさんの暮らしをベッド上に限定してしまうと、筋力はますます低下していきます。そして食事、排泄をベッド上で行うことにより、さらに重介護になる可能性もあります。夫が「おむつでいい」と譲ってくれないとありますが、何が大変なのかなどを把握できれば、現状を変えていく手掛かりになります。

　多くの家族は、看護、介護、福祉用具などについてはほとんど知らない人たちです。だからこそ、「ベッド上の暮らしを継続しないほうが、夫のためにもよい」と伝えていくことで、夫婦の暮らしは改善していくのではないでしょうか。

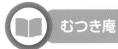 **おむつケアのテクニック** （平田亮子）

テクニック1 「観察→分析→対策」の流れに沿って認識を共有しケアを行う

　排泄ケアでは、アセスメントに基づいた「観察→分析→対策」という流れに沿って患者・家族やほかのスタッフと認識を共有し、ケアを行う必要があります。アセスメントに基づいた分析と短期的な対策、そして短期〜長期的な対策（目標）を組み合わせておむつのケアの方法を検討することが大切です。

テクニック2 おむつケアの原則はアウターにインナー1枚の組み合わせ

　むつき庵の「おむつフィッター」研修では、おむつの適切な使い方として、アウター（テープ止めやパンツ型など）の立体ギャザーのなかに、その人の排尿量に合ったインナー（尿とり

パッド）を1枚入れることが原則であるとお伝えしています。

　Wさんの場合では、尿とりパッドを2枚使用しているようです。尿とりパッドを2枚使用すると、尿をせき止める防波堤である立体ギャザーが低くなってしまい、便が漏れやすくなってしまうという問題があります。そのため、まずはWさんの排尿量に合わせた尿とりパッド1枚を選んで、その尿とりパッドの上に軟便対応シートを敷くか、軟便対応のパッドのみ1枚をアウターの立体ギャザーのなかに入れるのが望ましいです。薬剤や食事の内容と合わせて、おむつケアについても見直すようにしましょう。

テクニック3　　水様便や軟便には専用のパッド・シートを使って対応する

　尿とりパッドは尿専用ですので、水様便や軟便への対応は難しいといえます。そのため、専用のパッドや尿とりパッドの上に敷くシートを使うのがよいでしょう。排泄時間を把握できていたら、適切なタイミングで軟便対応のパッドに交換したり、シートを使用したりできるようになります。

ケア・アイテムの紹介

患者の状態	主なケアのポイント	主なアイテム	
水様便・軟便がある	・水様便・軟便専用のシート・パッドを使う ・排泄の時間帯を把握し、適切なタイミングでケアを行う ・水様便がなくなったら、テープ止め紙おむつをパンツ型紙おむつに変更し動きやすくする	リフレ® 軟便モレを防ぐシート （画像提供：リブドゥコーポレーション）	アテント Sケア軟便安心パッド （画像提供：大王製紙）

医師が教える必須知識

水様便

疾患概説

　水分量の増えた便が水様便であり、その症状を下痢と呼びます。下痢の原因には、ウイルスや細菌による感染症、乳糖不耐症や塩類下剤など浸透圧上昇によるもの、腸の運動異常によるものなどが挙げられます。

　乳製品や下剤を摂っている場合は、中止してもらいます。下痢をしていて血液や膿が混ざっている場合は、胃や大腸の潰瘍やがんなどからの出血、あるいは潰瘍性大腸炎なども考えられ、至急で精密検査が必要になります。

　それ以外の場合は、多くはウイルスか細菌による腸炎が疑われることから、便の細菌培

養検査を行います。食品関係に従事している人や高齢者など免疫力の低下している人では、細菌培養検査のほかにノロウイルス検査も選択されます。

治療としては消化薬・整腸薬・漢方薬の整腸剤などが処方されます。腹部症状が強い場合は、ホスホマイシンをはじめ細菌性腸炎に適応のある抗生物質が処方されます。

変わった下痢として、多量の硬便が直腸にたまると直腸炎による滲出液が増え、硬便表面が溶けて水様便状の下痢が持続する場合があります（図）。このような場合、摘便と浣腸、および水分摂取と下剤で解消されます。

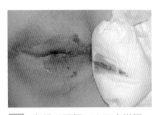

図　多量の硬便による水様便
水分摂取不足により便秘となり、5日間排便がなく腹痛と肛門部違和感を訴えた。水様便の失禁があり、おむつを当てているが、直腸には硬便がパックし、腸閉塞の状態となっている。

いずれの下痢であっても、脱水状態になっているため、水分補給が必要です。下痢便には電解質も多く含まれており、単なる水分補給ではなく、経口補水液（例：オーエスワン®〔OS-1〕）で補います。吐き気や嘔吐が強い場合は、末梢静脈輸液が必要になります。

病棟看護師へのアドバイス

下痢の患者さんには排泄後の手洗いを徹底してもらい、便培養検査を行います。医療者はサージカルマスクを装着し、患者さんへの接触前後に手洗いを行うことを徹底します。

嘔吐やひどい下痢症状のある患者さんにはノロウイルス検査を行い、陽性であった場合は便失禁処理や嘔吐物の処理の際、ディスポーザブルの手袋・マスク・エプロンを着用します。嘔吐物はペーパータオルで外側から内側へ拭き取り、除去します。アルコールは無効で、次亜塩素酸ナトリウムを染み込ませたペーパータオルで浸しながら清拭します。乾燥した吐物は空気中に浮遊し吸引することで感染するため、部屋の換気をしっかり行います。

訪問看護師へのアドバイス

在宅で患者さんが下痢となっている場合、家族に同様の症状の人がいないか確認します。家族内で発生している場合や、症状が強い場合には、主治医に指示を仰ぎます。また、服薬内容のチェックを行い、下剤の服用などは中止してもらいます。脱水になっているため、経口補水液の摂取を開始してもらいます。

医師に相談するポイントとタイミング

下痢症状のある患者さんにおいて、水分を摂れない場合や、ぐったりしている場合、尿量が減少している場合、もうろうとしている場合などは医師に報告し、指示を仰ぎます。その際、意識状態、舌の乾燥など脱水徴候の有無、下痢便の性状と頻度、血圧や動脈血酸素飽和度（SpO$_2$）、呼吸状態や発熱の有無などのバイタルサインを報告します。

免疫抑制薬を使用中の患者さん、および高齢者や重症の患者さんでは、軽度な変化であっても医師に相談します。

（塚田邦夫）

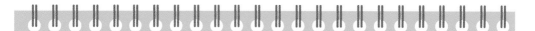

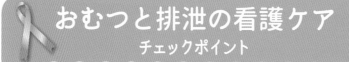

おむつと排泄の看護ケア
チェックポイント

アセスメント とケア

- 水分の摂り過ぎに注意する。食事内容を改善し、食物繊維が豊富な食事をしてもらう。
- 酸化マグネシウム、センノシドの休薬について、医師に相談してもらう。
- サイズなどを見直し、適切に着用できるように介護者などに指導する。

ケアの エッセンス

- 福祉用具を利用して、筋力低下を防ぎ、排泄の自立に努めてもらう。
- ポータブルトイレを利用して、排泄してもらう。
- 家族の理解を得て、移乗介助に協力してもらう。
- 訪問リハビリテーションのスタッフや福祉用具専門相談員と連携する。
- ベッド上での暮らしを継続しないように配慮する。

ケアの テクニック

- 水様便・軟便には専用のパッド・シートを使って対応する。
- おむつは原則としてアウターにインナー1枚を組み合わせて使う。
  - ・排尿量に合った尿とりパッドを1枚、アウターの立体ギャザーのなかに入れる。
  - ・軟便対応パッド1枚をアウターの立体ギャザーのなかに入れる。
  - ・軟便対応シート1枚を尿とりパッドの上に敷く。

5 ほぼ寝たきりで、肛門周辺の びらんが治らない……

ケアの悩みごと

Eさんは90歳・女性、インフルエンザに感染して呼吸困難感があり来院したところ、特発性肺線維症の増悪・慢性心不全と診断され入院しました。入院後はプレドニン®による治療を受けており酸素吸入中で、ほぼベッド上で生活している状態です。体動時の呼吸困難、および筋力低下があります。また、全身が乾燥している状態で、プレドニン®の内服により皮膚が脆弱になっています。

利尿薬を使用しているため頻尿で、尿失禁がインナーパッド内にあります。インナーパッドは3〜4回分の吸収量があるものを使用し、テープタイプのアウターを使用しています。ほぼ寝たきりのため、尿が肛門のほうに流れて、発赤部分やただれた部分に触れています。また、排便は4〜5回／日あり、ブリストルスケールは5〜6です。痔核の発赤・腫脹があります。滲出液もみられ、肛門周囲は湿潤しています。排便のたびに、ベビー石けんを使用して洗浄しています。

おむつかぶれと思われる発赤があり、アズノール®軟膏を2回／日塗布していましたが改善せず、びらんになっています。肛門周囲にぴりぴりとした痛みの訴えもあり、みるからに痛そうです。医師の指示で、ハイドロサイト®を使用開始しましたが、排便ごとに交換する必要があり、また尿による汚染もあり、おむつ交換が頻回になっています。また、サトウザルベ軟膏を塗布して消毒したガーゼに変更していますが、なかなか治りません。Eさんのびらんを治して痛みをとるには、どうすればよいのでしょうか。

＊＊＊ **病棟看護師**

「おむつフィッター」が教える　アセスメントとケア　（江里口康子）

①痔核に対するケアを行う

ポステリザン®軟膏など痔疾用の座薬処方を依頼し、1日2回挿肛します。痔疾の急性期には、滲出液が出てじくじくします。この滲出液もアルカリ性なので、皮膚トラブルの原因になります。ガーゼや薄いパッドを当てて吸収させたり、皮膚被膜剤を塗ったりして、滲出液が皮膚に接触しないようにします。

②びらんに対するケアを行う

◇陰部洗浄を行う

●回数：陰部洗浄は1回1日、多くても2回／日までとします。

●洗浄剤：高齢者は皮膚が脆弱になっているため、洗浄剤は弱酸性のもの（表）を使用しま

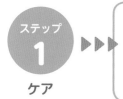

ステップ 1 ケア　痔核に対するケアを行う
・痔疾用の座薬処方を依頼し、挿肛する
・ガーゼや薄いパッド、皮膚被膜剤を使って、滲出液が皮膚に接触しないようにする

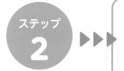

ステップ 2 ケア　びらんに対するケアを行う
・陰部洗浄を行う
・粉状皮膚保護剤を使用する

ステップ 3 ケア　排泄物を処理する
・両面吸収パッドを利用する
・粉状皮膚保護剤を追加散布する

す。Eさんのケースでは、ベビー石けんを使って排便ごとに洗浄しています。しかし、ベビー石けんはアルカリ性のため、汚れだけでなく皮脂も取ってしまうので、びらんが悪化する原因になってしまう可能性もあります。

●洗浄方法：洗浄時は、泡をたっぷりと立てて、汚れとなじませるように優しく洗浄します。微温湯で流す前に、ティッシュペーパーで泡と汚れを優しく取り除きます。それから、たっぷりの微温湯（500mL以上）で流します。微温湯が少ない場合は、洗浄剤の成分が皮膚に残ってしまい、カンジダの原因になってしまうことがあります。特に、鼠径部、陰茎の裏、陰嚢の裏、臀裂部など、皮膚の合わせ目には注意してください。

　また、1日に何度もアルカリ性の洗浄剤を使用したり、洗浄時に泡が少なかったり、清浄綿や布などで摩擦したりすると、皮膚トラブルの原因になるため、注意してください。ミコナゾール硝酸塩配合のコラージュフルフル®（持田ヘルスケア）を使用すると、陰部・肛門のカンジダの治癒・予防効果があります。

表 洗浄剤のpH

	pH	形状	製品名
洗い流す	弱酸性	固形	ミノン®（第一三共ヘルスケア）
		液状	ビオレU®（花王）、ソフティ®（花王）、キュレル®（花王）、ミノン®、コラージュフルフル®（持田ヘルスケア）
		泡状	ビオレU®、キュレル®、ソフティ、コラージュフルフル®、ベーテル™（越屋メディカルケア）
	アルカリ性	固形	植物物語®（ライオン）、ラックス®（ユニリーバ）、牛乳石鹸®（牛乳石鹸共進社）、ピジョン®（ピジョン）、キューピー®ベビーせっけん（牛乳石鹸共進社）
		液状	植物物語®、ラックス®、キューピー®薬用 泡ベビーせっけん
洗い流さない	弱酸性	液状	セキューラ®CL（スミス・アンド・ネフュー）、サニーナ®（花王）
		泡状	silty®（コロプラスト）
		クリーム状	リモイスクレンズ®（アルケア）、TENA®ウォッシュクリーム（ユニ・チャーム メンリッケ）

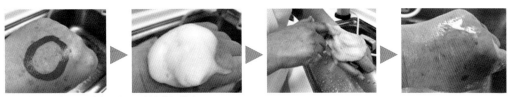

泡を乗せて、泡と汚れを軽くなじませた後に流す。
図1 泡の洗浄効果

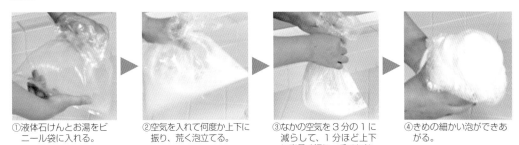

①液体石けんとお湯をビニール袋に入れる。
②空気を入れて何度か上下に振り、荒く泡立てる。
③なかの空気を3分の1に減らして、1分ほど上下に素早く振り、手でもむ。
④きめの細かい泡ができあがる。
図2 ビニール袋での泡の立て方

　　洗浄時は、泡で出るポンプタイプを使用するか、または泡立てネットを使用して泡立てます。泡を手につけて逆さまにしても落ちないくらいの状態が望ましいです。泡がクッションの役割を果たすことで、皮膚への直接的な機械的刺激を避けることができ、洗浄効果も期待できます（図1）。病院などで、泡立てネットがない場合は、コンビニエンスストアなどで入手したビニール袋などで代用することもできます（図2）。

◇**粉状皮膚保護剤を使用する（図3）**
　粉状皮膚保護剤は、アルカリ性の排泄・分泌物の皮膚接触を防ぎ、皮膚表面を弱酸性に近づけるpH緩衝作用があります。陰部洗浄後、水分をティッシュペーパーややわらかい布で押し拭きした後、粉状皮膚保護剤（図4）を発赤・びらん部に散布します。排泄物や汗・滲出液はアルカリ性です。皮膚は弱酸性であり、排泄物に長時間触れたままにすると皮膚トラブルの原因になるため気を付けましょう。

③排泄物を処理する
　●尿：肛門のほうに流れないように尿道口とインナーパッドの間に両面吸収パッドを入れま

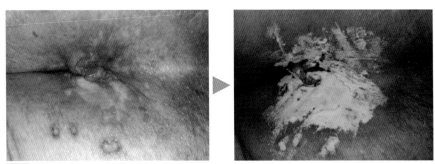

図3 粉状皮膚保護剤の使用例

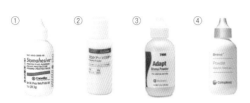

①バリケア®パウダー（コンバテック）、②プロケアー®パウダー（アルケア）、③アダプト®ストーマパウダー28.3g（ホリスター）、④Brava®パウダー（コロプラスト）

図4 粉状皮膚保護剤の一例

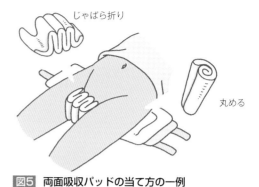

じゃばら折り

丸める

図5 両面吸収パッドの当て方の一例

す（図5）。そうすることで、尿はいったん両面吸収パッドに吸収され、インナーパッドに伝わるため、肛門周囲の創のほうに流れないようにすることができます（目安吸収量はメーカーによって若干の違いはありますが、約350mL程度です）。また、可能であれば、びらんが治癒するまでの間、尿道カテーテルの挿入も検討します。

●便：排便があったときには、ペーパーで便のみを取り除き、粉状皮膚保護剤を追加で散布します。すでに泡洗浄が済んでおり、その後たくさん便が出て洗浄したいときは、洗い流さなくてもよい洗浄剤（表）を使用すると、皮脂膜を刺激しないで汚染物を除去できます。

POINT

新人看護師へのアドバイス

尿失禁がある場合や頻回に排便がある場合は、皮膚被膜剤（図6）を陰部・臀部に塗布して、排泄物によるびらんを作らないように予防します。そうすることで、患者さんが痛みを感じないようにすることができます。皮膚被膜剤を使用する際は、泡洗浄で皮膚をきれいにした後に水分を乾いたタオルやティッシュペーパーなどで優しく押し拭きし、排泄物が触れる部分全体に塗布します。ごしごしと拭くと皮膚のトラブルの原因になるため、注意してください。また、できれば12時間後ぐらいに重ね塗りをするほうがより効果的です。

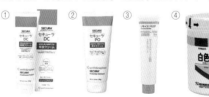

①セキューラ®DC（スミス・アンド・ネフュー）、②セキューラ®PO（スミス・アンド・ネフュー）、③リモイス®バリア（アルケア）、④白色ワセリン「ケンエー」（健栄製薬）、⑤薬用 泡サニーナ®（花王）

図6 皮膚皮膜剤の一例

浜田きよ子先生が伝える おむつケアと排泄ケアのエッセンス

ほぼ寝たきりでおむつを使用していて、尿も便も頻回であるEさんにとって、痔核の痛みや肛門周囲の発赤、びらんはとてもつらいものです。そのため、専門的なケアのポイントで述べ

ている対応はどれも必要です。そのうえで、自動採尿器を使ったり、おむつの使い方を見直すことで、皮膚トラブルをさらに減らすことも検討しましょう。

エッセンス1 自動採尿器を使うと皮膚への刺激が減り、介護負担も少なくなる

おむつを観察して「いつごろ排尿があるのか」というEさんの排尿の感覚をつかめそうであれば、排尿がありそうなときに、「スカットクリーン®」などの自動採尿器を使用することも検討します。自動採尿器を使うことで、皮膚の状態にもよい変化をもたらすことができます。また、自動採尿器をうまく使えれば、介護者にとってはおむつ交換の負担が軽減します。

エッセンス2 おむつの使い方を見直すことで皮膚トラブルを減らす

おむつ類（排泄アウター・排泄インナー）を重ねて使っていると皮膚への刺激が強くなることがあるため、適切な使い方ができているかどうかを確認することが大切です。通気性があるおむつを使用したり、皮膚を弱酸性に変える尿とりパッドを使用したりすることでも、臀部の環境が改善します。おむつ類を変更すると皮膚トラブルが減るだけでなく、尿器もより使いやすくなります。

エッセンス3 防水シーツの必要性を見直し、適切にマットレスを使う

マットレスの上に防水シーツを使用している場合、防水シーツに通気性がないと蒸れやすくなります。細かなことで忘れがちになりますが、防水シーツなどの見直しも重要です。Eさんの場合は、おむつからの漏れについては問題がないようですから、防水シーツは不要です。

マットレスが適切かどうかも、痛みにかかわります。臀部への負担軽減のみならず、そこで長く過ごしているEさんの状態に合ったマットレスを使用できているかどうかを、再度考えてみるのもよいのではないでしょうか。

ケア・アイテムの紹介

患者の状態	主なケアのポイント	主なアイテム
皮膚トラブルがある	・排尿のタイミングを把握し、自動採尿器の使用を検討する ・自動採尿器を使って皮膚への刺激を減らす ・介護者のおむつ交換の負担を少なくする ・コンパクトで持ち運びが簡単な自動採尿器を使う	スカットクリーン® （画像提供：パラマウントベッド）
	・マットレスの上にはしっかりと撥水する防水シーツを使用する ・防水シーツに通気性がなくなっている場合は蒸れやすい環境になっているため注意する	らくらく防水シーツ タオル （画像提供：川本産業）

おむつケア・排泄ケアのエッセンス

アセスメント
- 自動採尿器の使用を検討する
- おむつの使い方を見直す
- 皮膚トラブルを減らす

♥ 患者
- 特発性肺線維症の増悪・慢性心不全で入院
- ほぼベッド上で生活している
- 体動時の呼吸困難、筋力低下あり

ケア
- 排尿のタイミングを把握する
- 発赤・びらんなど、皮膚の状態を確認する

チーム医療
- 痛みだけでなく、寝具環境や福祉用具の使われ方を把握しながらケアを行う
- 皮膚トラブルや改善の状況を確認しながら、チームでおむつケアを行う

POINT

多職種連携へのアプローチ

　患者さんの抱える痛みを早く軽減したいのは、言うまでもありません。そのときに、その痛みだけでなく、おむつ以外での排泄方法を探ることや寝具環境がよいかどうか、福祉用具がどのように使われているかを把握しながらケアを行うことも、その後の状態を左右します。皮膚トラブルの状況を確認し、皮膚の改善状況を共有しながら、おむつケアや排泄ケアをチームとして行うことが大切です。

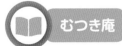 **むつき庵** おむつケアのテクニック　　　　　　　　　　　（平田亮子）

テクニック1 　布製のアウターを使い、尿とりパッドを交換しやすくする

　排泄アウターには、紙製と布製のものがあり、使う人の排泄状況、身体状況、環境などに照らし合わせて選び、ケアを受ける人が安心してより快適に暮らせるように考えます。

　ベッド上でおむつ交換を受ける人にとって使いやすいものに、布製のアウター（内ベルトタイプ）があります。布製のアウターは前部分を開けて集尿器などを当てやすく、尿とりパッドの交換もしやすいです。布製品は紙製品に比べ、通気性が高く、皮膚への負担も軽減できます。

　ベッドの上でおむつを交換する人に適した布製のアウターと組み合わせて使う尿とりパッド

は、立体ギャザーがあるものが必須です。前部分についているベルトが、パッドを押さえてしっかりと固定します。肌面は綿が使用されていて通気性に優れ、伸縮性に富んでいるため、寝返りもスムーズにできます。内ベルトタイプとしては、「ソ・フィットガード　内ベルトタイプ」が販売されています。

テクニック2　通気性に富む尿とりパッドを皮膚の状態に合わせて使う

　外側のアウターが通気性に富んでいても、なかに入れるインナーである尿とりパッドに通気性がないと、おむつ内の湿度はますます高くなり、皮膚トラブルのリスクは高くなります。最近の尿とりパッドの多くは、バックシートに透湿性の高い不織布を採用しており、通気性に富む製品がみられます。

　そのなかでも、前側だけに吸収体を施した尿とりパッドは尿道口付近の前側吸収体部分で尿をしっかりと吸収し、臀部側への尿の拡散を軽減できるため、尿による汚染を防ぐことが期待できます。また、肌に触れる内側の表面材に弱酸性素材を採用している尿とりパッドもあります。さまざまな尿とりパッドを皮膚の状態に合わせて適切に使用することで、皮膚トラブルを抑えることができるのではないでしょうか。

ケア・アイテムの紹介

患者の状態	主なケアのポイント	主なアイテム
皮膚トラブルがある	・布製のアウター（内ベルトタイプ）を使う ・前部分を開けて集尿器などを当てやすくすることで、尿とりパッドを交換しやすい ・ベルトが腹部の下で止まるため、パッドを押さえて安定させられる	ソ・フィットガード 内ベルトタイプ （画像提供：ニシキ）
	・前側吸収により、湿潤による臀部への肌刺激を低減する	アテント Sケア 前側吸収 おしり さらさらパッド （画像提供：大王製紙）
	・内側の吸収体表面材に弱酸性素材を採用した尿とりパッドにより、アルカリ性に傾いた尿から皮膚を守る ・尿が肌に触れる部分を大幅に少なくする	PUサルバ フレーヌケア デイロング （画像提供：白十字）
	・内側の吸収体表面材に弱酸性素材を採用した尿とりパッドにより、繰り返し吸収してもパッドの表面を素肌と同じ弱酸性に保つ ・装着中の違和感を極限まで抑え、動きを阻害しないようにする	リフレスマートライン® スマートキャッチ® パッドタイプ （画像提供：リブドゥコーポレーション）

◇吸収体が前部分にある尿とりパッドを使う

前側で吸収できるように吸収体を前部分に施した尿とりパッドは、尿道口付近で尿を吸収できるため、お尻への肌刺激を低減できます。このような尿とりパッドとしては、「アテント Sケア 前側吸収　おしりさらさらパッド」が販売されています。

◇弱酸性素材の尿とりパッドを使う

尿とりパッドの内側の吸収体表面材に弱酸性素材を採用した尿とりパッドは、アルカリ性に傾いた尿から皮膚を守る効果が期待できます。このような尿とりパッドとしては、「PUサルバ®フレーヌケア」や「スマートキャッチ® パッドタイプ」が販売されています。

引用・参考文献

1）環境再生保全機構 ERCA（エルカ）．皮膚を清潔に保つ洗い方のコツ．https://www.erca.go.jp/yobou/zensoku/sukoyaka/43/medical/medical02.html（2020 年 3 月閲覧）

医師が教える必須知識

びらん

疾患概説

びらんとは、表皮が失われた状態であり、真皮が露出しています。ちなみに、真皮も失われると潰瘍と呼びます。びらんとなった皮膚の表面は生きた細胞であるため、滲出液で覆われ、保護されています。しかし、びらん面が乾燥したり、物理的・化学的に刺激されたりすると疼痛を伴います。

発生のメカニズム

おむつをしているときにびらんが発生するメカニズムを解説します。皮膚が長時間、尿や汗などにさらされると、皮膚が浸軟（ふやけること）します。あるいは、おむつの中が高湿度になるため、皮膚は浸軟します。皮膚が浸軟すると、保湿成分の皮脂膜、天然保湿因子、細胞間脂質が次第に失われていき、ドライスキンになります。ドライスキンでは、皮膚のバリア機能が低下し、アレルゲンや細菌が外界から皮膚のなかに入り込み、炎症を起こします。炎症部位には白血球が集まり、組織破壊が進行していきます。その結果、びらんへと進行します。

なお、下痢便の失禁では、便中に含まれる消化酵素が皮膚を消化していくため、一気にびらんが発生します。尿は時間がたつとアルカリ化して皮膚を溶解するだけでなく、細菌増殖を促進するため、皮膚障害がより起こりやすくなります。

おむつなどの使用時の対応法

びらんに至った原因を取り除くことと、皮膚の保護を行います。びらんとなった皮膚に便や尿、異物などが付着している場合はよく洗浄します。このとき、皮膚の保湿成分を取り過ぎないよう注意します。皮膚の保護には、びらん面を湿潤に保つことと、外部からの汚染を防ぐことが重要です。一気に解決する方法として、ハイドロコロイドドレッシング材（例：デュオアクティブ®）を用いた閉鎖湿潤療法があります。問題点としては、貼付

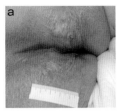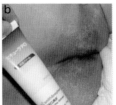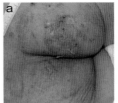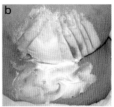

図1　下痢便による皮膚のびらん
下痢便で皮膚にびらんがある場合、ハイドロコロイドドレッシング材が使いにくいことがある（a）。その場合は、油性軟膏のセキューラ®POを使う（b）。処置時のポイントは十分に用いること。

図2　皮膚感染の疑いがある場合
皮膚がびらんになり、皮膚感染が重なっている疑いのあるときは、ゲーベン®クリームが勧められる（a）。ガーゼは絶対に使わず、尿とりパッドで直接十分に塗布して用いる（b）。

部に摩擦がかかると剥がれること、尿や下痢便の量が多いと浮き上がって剥がれることがあります。しかし、使用できると劇的に改善します。

　開放しつつ湿潤状態を保つ方法として、油性軟膏やクリーム剤を使う方法、あるいはバリケア®パウダーなどを使う方法があります。油性軟膏はセキューラ®POが優れており、アズノール®軟膏やワセリン®などが次に続きます（**図1**）。皮膚に感染徴候がみられるときは、ゲーベン®クリームを用います（**図2**）。いずれもびらん面に厚めに塗布し、ガーゼは使わず、おむつあるいは尿とりパッドで直接覆い、おむつ交換時や、創部チェック時に軟膏類を追加塗布します。

　油性軟膏やクリーム剤は尿や便とびらん面の間にとどまり、汚染を防ぐとともに創面の乾燥化を予防します。また、便などで汚染した場合には、洗浄せずにティッシュペーパーやロールペーパーで拭き取ることができます。

病棟看護師へのアドバイス

　処置法については誰か責任者を決め、処置法を統一し、勝手に方法が変わらないようにします。ただちに処置が行えるように、創傷被覆材や軟膏類を初回分だけでも常備することを勧めます。

訪問看護師へのアドバイス

　ガーゼはぬれると硬くなって皮膚を傷つけ、また滲出液を保持できないため皮膚の浸軟をより重症化させることから、びらんの拡大につながります。軟膏類で処置を行う際、ガーゼは基本的に使いません。軟膏類を塗布した後、非固着性衛生材料（穴あきポリパッド®、メロリン®、モイスキンパッド®、ズイコウパッド™など）か尿とりパッドを創面に直接使用します。

医師に相談するポイントとタイミング

　びらんが発生したら創傷被覆材か軟膏類を使いますが、医師の指示あるいは処方が必要です。びらんと考えていたら、がんや難治性皮膚疾患であったという可能性もあるため、1～2週間で改善しない場合、皮膚科医の診断を仰ぎます。

（塚田邦夫）

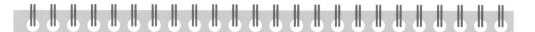

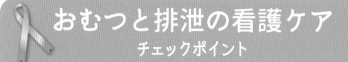

おむつと排泄の看護ケア
チェックポイント

アセスメントとケア

▶ ポステリザン®軟膏など痔疾用の座薬処方を依頼し、1日2回挿肛する。痔疾の急性期には、ガーゼや薄いパッドを当てて吸収させたり、皮膚被膜剤を塗ったりして、滲出液が皮膚に接触しないようにする。

▶ 陰部洗浄は1回／日、多くても2回／日までとする。

▶ 高齢者は皮膚が脆弱になっているため、弱酸性の洗浄剤を使用する。

▶ 粉状皮膚保護剤を発赤・びらん部に散布し、アルカリ性の排泄・分泌物の皮膚接触を防ぐ。

▶ 尿が肛門のほうに流れないように、尿道口とインナーパッドの間に両面吸収パッドを入れる。

▶ 尿失禁がある場合や頻回に排便がある場合は、皮膚被膜剤を陰部・臀部に塗布してびらんを作らないように予防する。

ケアのエッセンス

▶ おむつを観察して排尿の感覚をつかんだうえで、自動採尿器の使用を検討する。

▶ 通気性があるおむつや皮膚を弱酸性に変える尿とりパッドを使用して、臀部の環境を改善する。

▶ 蒸れやすい環境にある場合は、通気性のある防水シーツを使用する。

▶ 寝具環境や福祉用具の使い方を見直して、患者さんの痛みを軽減する。

ケアのテクニック

▶ 布製のアウター（内ベルトタイプ）を使用して、前部分を開けて集尿器などを当てやすくし、尿とりパッドの交換もしやすくする。

▶ 前側だけに吸収体を施して尻側への尿の拡散を軽減する尿とりパッドや、肌に触れる内側の表面材に弱酸性素材を採用している尿とりパッドを使用して、皮膚トラブルを抑える。

▶ 尿とりパッドには立体ギャザーがあるものを使用する。

6　おむつのせいで 寝返りがしにくくなった……

Tさんは86歳・女性、1人暮らしで週2回の訪問介護を利用していました。脳梗塞による軽度の右片麻痺があります。発熱で受診したところ、気管支肺炎と診断され、入院しました。入院前、自宅では右足部を若干引きずるものの、普通のパンツをはき、排泄もトイレで自立し、失敗はありませんでした。屋外はT字杖を使って1人で歩いていました。認知機能は年齢相応、自己管理能力はあります。

入院後も発熱が続き、酸素飽和度が低下したため、酸素吸入が始まりました。全身の倦怠感が強くなり、動けず、ベッド上で臥床状態が続いています。また、ADLが介助となったため、自宅に戻れない状況となっています。

尿意・便意はありますが、発熱と酸素吸入状態であることに加えて、本人が動きたがらないので、入院と同時にテープ止め紙おむつと尿とりパッドを使用しました。おむつはテープ止め紙おむつと尿とりパッドを2枚使用して対応しています。両膝の変形性膝関節症によりO脚変形が認められますが、現在、痛みはありません。姿勢は加齢による軽度の円背、骨盤後傾位を認めます。

食事では、ベッドの頭部を挙上して対応しています。点滴加療中のため排尿量が多く、おむつから尿が漏れ、衣服やシーツの汚染が多くなり困っています。入院当初は自立していた起居・移乗動作が徐々に困難となり、介助が必要になりました。

また、おむつのせいで寝返りがしにくくなっているようです。このままでは、全身の廃用が進むのではないかと心配です。車いすへの離床を図りたいのですが、起居・移乗動作を介助するとき、股関節が曲がらず、介助が大変です。車いすへの移乗後の座位姿勢は"ずっこけ座り"となり、よい座位姿勢に直すことも難しいです。人に迷惑をかけたくないという思いが強く、「自分のことは自分で行いたい」という意識が高いです。入院前のように自立した1人暮らしができるように、早く元気にしてあげたいのですが。

＊＊＊ **病棟看護師**

　「おむつフィッター」が教える　アセスメントとケア　　（高橋文江）

①安易にテープ止め紙おむつを選択せず、まずはアセスメントを行う

治療のためにベッド上安静となったTさんは、麻痺のため、身体の動きが悪化しています。安易にテープ止め紙おむつを選択するのではなく、まずは身体状態と排泄の状態を知るために、排泄のアセスメントを十分に行いましょう（**付録**）。アセスメントの結果をもとに、寝返りなどベッド上の動きの妨げにならない、Tさんに合った排泄用具を選択します[1]。

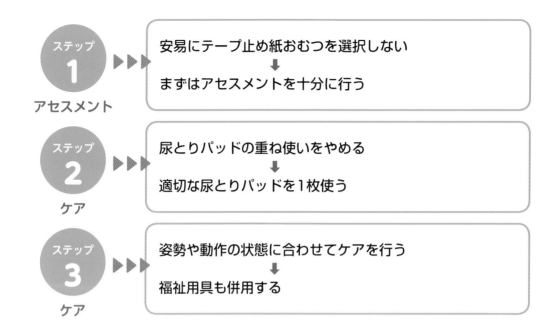

ステップ 1 アセスメント ▶▶▶ 安易にテープ止め紙おむつを選択しない ↓ まずはアセスメントを十分に行う

ステップ 2 ケア ▶▶▶ 尿とりパッドの重ね使いをやめる ↓ 適切な尿とりパッドを1枚使う

ステップ 3 ケア ▶▶▶ 姿勢や動作の状態に合わせてケアを行う ↓ 福祉用具も併用する

②おむつの重ね使いをやめて、適切な尿とりパッドを1枚使う

　入院時に尿や便の漏れによる汚染があると、つい尿とりパッドを重ねて使う対応にしていませんか？ このような場合も、まずは排泄チャートを用いて排泄パターンや排尿量・便の形態などを記入し、その情報をもとにしたアセスメントを行うことが重要です。排尿量や便の形態がわかれば、適切な尿とりパッドを選択できますし、さらには尿とりパッドを1枚使いにする可能性も考えられます。

　尿とりパッドを1枚にし、尿道口を尿とりパッドに密着させ、股関節に隙間をつくらないようにしましょう。適切なおむつの選択と当て方が可能となれば、ベッド上のTさんの動きを妨げず、介助しやすい身体づくりを支援できます。

③姿勢や動作の状態に合わせて、適切におむつや福祉用具を使う

　より専門的なケアのポイントとしては、おむつの選択と当て方が姿勢や動作に及ぼす影響を知ることが大切です[2]。おむつの重ね使いにより、おむつの吸収体の厚みで股間が開き、股関節をガニ股状態にし、さらには骨盤の後傾位（骨盤が後方に傾いた状態）と円背姿勢を招きます。高齢者や障がい者は力がないため、臥位、側臥位、座位のいずれの姿勢でも、姿勢が崩れてしまいます。また、股関節をおむつで覆う当て方になると、股関節の動きを妨げてしまいます。

　このように、おむつの当て方に注意すれば、ベッド上のTさんの動きを妨げることもなくなり、介助がしやすくなります。Tさんが臥床状態から徐々に起き上がれるようになれば、テープ止め紙おむつからパンツ型紙おむつに変更でき、ポータブルトイレを使用できる可能性が生まれます。また、少しずつ入院前の状態に近づけるように、適切な歩行補助具を使用したトイレ移動の自立も考えられます。看護サイドだけでケアを行うのでなく、リハビリテーションス

POINT

 新人看護師へのアドバイス

　まずはおむつの基本的な当て方を身につけましょう（図）。そのうえで、おむつの当て方によって姿勢が変わることを意識しながらケアを行います。ここでは、仰臥位、側臥位、座位における、おむつの当て方と姿勢を比較します[1]。仰臥位、側臥位、座位のいずれの姿勢であっても、おむつの当て方一つで起こる姿勢の崩れに注意することが大切です。

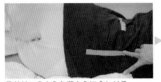

①おむつの中心を背中心に合わせる。

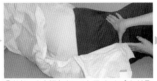

②おむつの上端をウエストラインに合わせる。

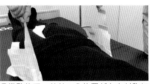

③仰臥位で、おむつの位置が左右対称になっているかを確認する。

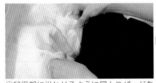

④鼠径部に沿わせるように尿とりパッドを引き上げる（皮膚をこすったり、引っ張り上げないよう注意する）。次に、隙間なく尿道口に尿とりパッドの吸収体を当てる。

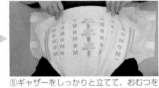

⑤ギャザーをしっかりと立てて、おむつを鼠径部にきちんと沿わせる。尿とりパッドを使用する場合は、必ずアウターの立体ギャザーのなかに入れる。

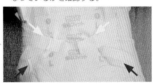

⑥身体に沿うようにテープを止める。まず両側下のテープを斜め上向きに貼り（赤矢印）、次に両側上のテープを斜め下向きに貼る（黄矢印）。

●仰臥位でのおむつの当て方

〈おむつの悪い当て方〉

・股関節がガニ股状態。
・おむつで股関節が覆われている。
・吸収体の厚みが股間で重なる。
・骨盤後傾位。

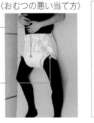

〈問題点〉

・尿とりパッドの重ね使いなどによりおむつの当て方が悪いと、姿勢や動作に悪影響を与えてしまう。
・股間で重なったおむつの厚みが両足を開かせ、股関節がガニ股状態になり、骨盤が後傾位（骨盤が後方に傾いた状態）になる。
・股関節をおむつで覆うと、股関節の動きを妨げてしまうため、股関節がさらに外向きに広がり（外転・外旋位）ますます足が伸びづらくなってしまう。

〈おむつの正しい当て方〉

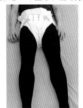

●側臥位でのおむつの当て方

〈おむつの悪い当て方〉

・股関節がガニ股状態。
・覆われたおむつで股関節が曲がりづらい。
・重心が後方に残る。
・骨盤後傾位。
・胸郭と腰部に重さがかかり、背中が丸くなる。

〈問題点〉

・仰臥位と同じように、おむつの当て方が悪いと、股関節がガニ股状態になり、骨盤を後傾位にさせ、背中が丸くなってしまう。
・足が広がるうえ、股関節が曲がりづらくなり、後方に重心が残った不安定な側臥位となる。

〈おむつの正しい当て方〉

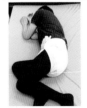

●座位でのおむつの当て方

〈おむつの悪い当て方〉

・股関節がガニ股状態。
・股関節をおむつで覆うと、動きが妨げられる。
・吸収体の厚みが股間で重なる。
・骨盤後傾位。
・胸郭と腰部に重さがかかり、背中が丸くなる。

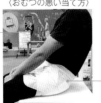

〈問題点〉

・おむつの吸収体が股間で重なり、おむつの厚みのせいで股関節が開いてしまう。
・骨盤の後傾位を招き、不良座位姿勢（"ずっこけ座り"）をつくってしまう。
・おむつをつけている高齢者や障がい者は力がないため、健常人のように、"ずっこけ座り"を直すことができないことに注意する。

〈おむつの正しい当て方〉

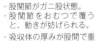

図 おむつの当て方の基本

タッフと連携して、よりよいケアを提供できれば、Tさんの排泄を回復させ、自宅生活に戻ることを支援できます。

 浜田きよ子先生が伝える **おむつケアと排泄ケアのエッセンス**

エッセンス1 端座位をとれると、おむつが不要になる可能性もみえる

おむつの選択や当て方がずさんなものになると、今回の事例のように動きや姿勢に悪影響を及ぼします。そのため、排泄状況を把握したうえでおむつを適切に選択し、リハビリテーションスタッフとも連携して身体機能の向上を図りながら、ポータブルトイレを使用したり、歩行器などの福祉用具を活用したりして、在宅復帰に向けて計画を立てることが大切です。

おむつの選択や当て方が適切なら、Tさんは寝返りをしやすくなり、端座位もとりやすくなります。排泄アウターと排泄用具を活用して、おむつが不要になる可能性さえみえてきます。

エッセンス2 患者が前向きな気持ちになれるように支え、励ます

ただその前に、考えるべきことがあります。「本人が動きたがらない」とありますが、それはなぜでしょうか。おむつの使い方や当て方はその原因の一つだといえますが、それだけではないかもしれません。Tさん自身が「家に戻りたい。トイレで排泄できるようになりたい」という思いを本当に抱けているのかどうかについて、考えてみましょう。発熱などで身体がつらいうえに、おむつの適切とはいえない着用により身体が動きにくくなっているなか、果たしてTさんはこれからの自分の暮らしについて前向きに想像できているのでしょうか。

また、「入院前のように自立した1人暮らしができるように、早く元気にしてあげたい」という看護師の思いが実はTさんに伝わっていないのではないか、ということも考えてみましょう。周囲の人たちのこのような思いは、Tさんにとっては大きな励ましになるはずですが、もし周囲の人たちの思いがTさんに十分に伝わっているのであれば、「動きたがらない」と言われているTさんの状態は変化するのではないでしょうか。

エッセンス3 退院後の生活ができるように住環境を把握する

Tさんが自宅に戻ったときに自信をもって排泄できるかどうかを見直し、自宅で自立した排泄を行う際に不安なことがないかどうかをTさんに聞いたり、Tさんと一緒になって考えてみたりする必要があります。リハビリテーションを行ったり、福祉用具を活用したりして、Tさんが自宅で自立した排泄ができるようにすることこそが、本当の意味でTさんが1人暮らしをする自信を取り戻し、自宅に戻る意欲をもてるようになることにつながるのではないでしょうか。

このように考えたうえで、今度はTさんの住まいの環境を把握することが大切です。まだ先のことかもしれませんが、Tさんがリハビリテーションにより、院内では歩行器や杖などの福祉用具を使って排泄が自立したとしても、家での自立した生活とはイコールでつなげられるものではありません。

　自宅という住まいの環境では、廊下幅や段差などから、杖や歩行器などの福祉用具を使うことが難しいこともあります。ポータブルトイレでの排泄が可能になったとしても、「在宅に戻ったときに、排泄の後始末はどうするのか」といったことについても考える必要があります。

　自宅に戻ってポータブルトイレを使う場合、排泄物の処理が難しいときは、「ラップポン®」という排泄物をラップで包む機能をもったポータブルトイレなどを使うのもよいでしょう。

ケア・アイテムの紹介

患者の状態	主なケアのポイント	主なアイテム
自宅での排泄物の処理が難しい	・自宅に戻ってポータブルトイレを使う場合、排泄物の処理が難しいときは、排泄物を排泄ごとにラップできる自動ラップ式トイレを使う	ラップポン®・エール2 （画像提供：日本セイフティー）

おむつケア・排泄ケアのエッセンス

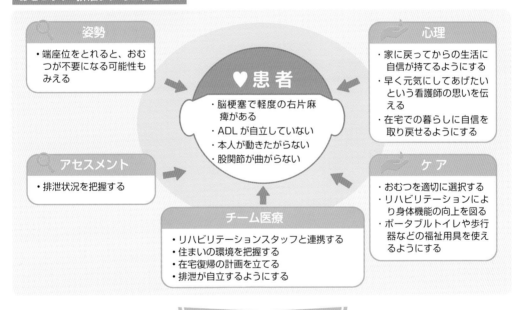

姿勢
・端座位をとれると、おむつが不要になる可能性もみえる

心理
・家に戻ってからの生活に自信が持てるようにする
・早く元気にしてあげたいという看護師の思いを伝える
・在宅での暮らしに自信を取り戻せるようにする

患者
・脳梗塞で軽度の右片麻痺がある
・ADL が自立していない
・本人が動きたがらない
・股関節が曲がらない

アセスメント
・排泄状況を把握する

ケア
・おむつを適切に選択する
・リハビリテーションにより身体機能の向上を図る
・ポータブルトイレや歩行器などの福祉用具を使えるようにする

チーム医療
・リハビリテーションスタッフと連携する
・住まいの環境を把握する
・在宅復帰の計画を立てる
・排泄が自立するようにする

POINT

多職種連携へのアプローチ

　おむつは「漏れなければよいもの」と考えられがちですが、寝返り、端座位、歩行、皮膚トラブルなど、患者さんの状態を左右する重要なものです。まずはチームでおむつの選び方や当て方について学び、共有することが肝心です。状態に応じて使用するおむつ類は変化しますし、また不要になることもあります。

　病院では排泄が自立していたのに、自宅に戻ったら自立した排泄が難しくなったというケースは少なくありません。患者さんが在宅での暮らしに自信を取り戻せるようになるためには、本人の状態に応じたおむつや排泄用具を的確に選び、それらを本人が使いこなせるように退院指導を行うことが大切です。

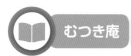 **むつき庵** おむつケアのテクニック (平田亮子)

テクニック1 自動採尿器を使うと、身体機能に応じた姿勢で排尿できる

　その人の身体状況や生活環境に合わせておむつ以外の排泄用具を選択することで、ケアのありようが変わりますし、本人の自立につながることがあります。

　自動採尿器は利用者が陰部にレシーバーを当てて排尿すると、センサーが尿を感知して自動的に吸引し、尿がホースを伝ってタンクにたまる仕組みになっています。自動採尿器を使うことで、仰臥位や端座位など、身体機能に応じた姿勢で排尿できるようになり、自立した生活を送れるのではないでしょうか。

テクニック2 布製の前開きホルダーパンツにすると自動採尿器が使いやすい

　Tさんの身体機能が改善して、パンツ型紙おむつを装着することができるようになったら、排泄アウターを紙おむつからより通気性のよい布製の前開きホルダーパンツにするのも一つの方法だと思います。前開きホルダーパンツは前が大きく開くため、排尿のタイミングに合わせて自動採尿器を陰部に当てることができるので、自立した排泄に向けて効果的です。

ケア・アイテムの紹介

患者の状態	主なケアのポイント	主なアイテム
自立して排尿できない	・レシーバーを当てて排尿すると、自動的に尿を吸引させられる自動採尿器を使う。 ・介護保険の特定福祉用具であるため、本体は貸与品目、レシーバーセットとタンクは購入品目となる。 ・レシーバーには、男性用・女性用がある。	スカットクリーン® （画像提供：パラマウントベッド）
	・尿とりパッドを固定して漏れを抑え、通気性のよい布製パンツ。 ・前開きの布製ホルダーパンツは自動採尿器や尿器を当てやすい。	ソ・フィットガード オープンスタイル 男性用　　　　　女性用 （画像提供：ニシキ）

引用・参考文献

1) 高橋文江. おむつトラブル110番：高齢者のQOLを高めて介護者の悩みも解決！. 浜田きよ子ほか監著. 大阪, メディカ出版, 2015, 81-3.
2) 浜田きよ子ほか. 「おむつ検定®」テキスト. むつき庵.

医師が教える必須知識

廃用症候群

疾患概説

運動量の低下や過度の安静が原因で、筋肉が痩せ衰え（サルコペニアの状態）、関節の動きが悪くなります。このことがさらに活動性を低下させてしまい、ますます全身の身体機能に悪影響をもたらします。「安静は麻薬」ともいえるほどで、じわじわ身体を蝕みます。そのため、安静だけでなく、加齢・日常生活動作の低下・栄養不良・病気やけがなどで身体を動かす時間・強さが減ると身体や精神にさまざまな変化が起こります。

筋萎縮・関節拘縮・骨粗鬆症・心肺機能低下・起立性低血圧・誤嚥・血栓塞栓症・食思不振・逆流性食道炎・便秘・尿路結石・褥瘡・うつ状態・せん妄・思考力低下・見当識低下・不眠症・圧迫性末梢神経障害など、症状が複数みられる状態が廃用症候群です。

フレイルという病態の理解も必要です。Fried[1]らの方法で、①体重減少、②疲れやすい、③活動性の低下、④歩行速度の低下、⑤筋力の低下という5つの項目のうち、3つ以上該当する場合はフレイルと診断します。フレイル（虚弱）が要介護状態・廃用症候群につながっていきます。その予防には、生活習慣を見直し、適切な栄養と適度な運動が必須となります。

病棟看護師へのアドバイス

廃用症候群の患者さんの場合、排泄誘導は困難です。このため、1日数回のおむつ交換をしています。そのとき、おむつに排尿・排便を認めれば、「よく出ています」、すなわち良好な排尿・排便と判断しています。

また、溢流性に排尿・排便が出ていることがあります。担当医にお願いして、エコーまたはCTで尿路・腸をチェックしてみましょう（図1）。膀胱・直腸に多量の尿・便を認めれば、溢流性の可能性があります。導尿で膀胱過伸展の有無、直腸診検査で便塊の有無をチェックしましょう。

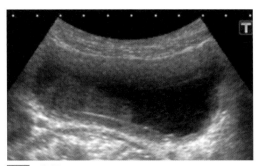

図1 腹部エコー
著明な尿混濁による膀胱内デブリ。

第3章

浜田きよ子先生と「おむつフィッター」がケアの悩みを解く！

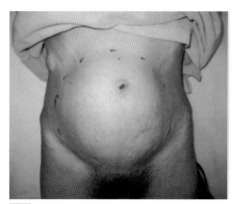

図2　膨隆した下腹部
この状態でも尿意はなかった。

訪問看護師へのアドバイス

　　下腹部を触診してみてください。おむつに排尿があっても、下腹部が盛り上がっていれば尿閉の可能性があります（図2）。患者さんと家族の同意を得て、導尿してみましょう。尿混濁（特に導尿終末時）があれば、滅菌容器に採取して、担当医に依頼して尿培養検査を依頼してください。

　　また、常に400 ～ 500mL以上の尿を認めれば、溢流性排尿の可能性あります。腎機能障害のリスクがあるため、担当医に泌尿器科にコンサルトするようお願いしてください。

医師に相談するポイントとタイミング

　　トイレでの排泄を誘導できなくなれば、ベッド上排泄となります。尿意・便意があれば尿瓶・差し込み便器などの排泄用具を利用できますが、ADLが低下すればおむつへの排泄となります。昔の人は「おむつをしてまで、長生きしたくない」とよく言っていましたが、なかなかその願いはかないません。おむつを上手に使うスキルを磨きたいものです。

　　長期間にわたるおむつへの排泄では、スキントラブル・尿路感染は必発です。2018年某日、当院入院患者の調査を行いました。全入院患者195人中、113人が寝たきりでした。さらに、その寝たきり患者113人中、69人が1年以上寝たきりで、69人中全例で尿路感染を認め、27人（39%）に上部尿路結石を認めました。

引用・参考文献

1）Fried, LP. et al. Frailty in older adults: evidence for a phenotype. J Gerontol A Biol Sci Med Sci. 56(3), 2001, M134-5

（小村隆洋）

おむつと排泄の看護ケア
チェックポイント

アセスメント とケア

- 身体状態と排泄状態を知るためのアセスメントを行う。
- おむつの選択と当て方が姿勢や動作に及ぼす影響を知る。
- 尿とりパッドを1枚にして尿道口を尿とりパッドに密着させ、股関節に隙間をつくらないようにする。
- テープ止め紙おむつからパンツ型紙おむつに変更して、ポータブルトイレを使用する。適切な歩行補助具を使用して、トイレ移動の自立を目指す。
- リハビリテーションスタッフと連携して、よりよいケアを行う。

ケアの エッセンス

- 自宅で自立した排泄を行う際に不安なことがないかを考える。
- 自宅という住まいの環境を把握して、適切な福祉用具の導入を検討する。
- 排泄の後始末も自立して行えるようにする。

ケアの テクニック

- おむつ以外の排泄用具を選択する。
- 身体機能に応じた姿勢で自動採尿器を使う。
- 排泄アウターを布製の前開きホルダーパンツにして、排尿のタイミングに合わせて自動採尿器を陰部に当てられるようにする。

7 膝の関節が拘縮していて、おむつを当てにくい……

Cさんは78歳・男性、脳梗塞の後遺症で右片麻痺があります。寝たきりの状態でほぼベッド上で生活をしています。意思疎通は困難で、苦痛なときには声を出すことがあります。全身の拘縮がありどんどんひどくなってきており、随意的な動きはみられず、介助をするにも困難な状況が多々あります。

姿勢管理は左右どちらかの側臥位とし、腕にはクッションを抱かせて、背中に枕、膝の間にクッションを使用しています。体位交換は2時間ごとに実施しています。排便は3日に1回、浣腸を行っています。おむつはテープ止め紙おむつ、尿とりパッド（大1枚）としています。

特におむつ交換が大変なのですが、膝の拘縮が強く、足自体も閉じる方向に力が入っており、おむつを当てるだけでもひと苦労です。なかなか脚も開かないので、当てるときも外すときも、無理やり脚の間を通さなければならないため、どうしても引き抜くかたちになってしまい、おむつが擦れて皮膚剥離を起こしてしまうこともあります。何とかおむつを上手に当てたいのですが……。

＊＊＊ **病棟看護師・訪問看護師**

 「おむつフィッター」が教える アセスメントとケア　　　（林 佳永）

①無理のある介助が拘縮を強めてしまうことに注意する

Cさんの状態をみると、拘縮の強いCさんに何とかおむつを当てようとして、無理におむつを股の間に通したり、2人での介助の際には1人が力で脚を広げておむつを当てたりしていることがわかります。力任せの介助をされたり、無理やり介助をされたりすることで、Cさんは痛みや不快感を感じ、そのことでさらに緊張が高まってしまいます。

そのようなケアが繰り返されると拘縮は一段と強くなってしまうことが考えられますし、おむつが皮膚に擦れることで、皮膚剥離を起こしてしまうこともあります。また体位変換は2時間ごとにしているものの、Cさんがリラックスして寝ることのできる姿勢になっていないことにも注意する必要があります。Cさんの緊張が緩むことがなく、拘縮が強くなってしまう原因となります。

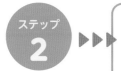

ステップ 1 アセスメント ▶▶▶ 無理のある介助が拘縮を強めてしまうことに注意する
・おむつが皮膚に擦れて皮膚剥離が起きていないか確認する
・リラックスして寝られる姿勢になっているか確認する

ステップ 2 ケア ▶▶▶ 無理のないおむつの当て方とポジショニングを行う
・力任せに脚を広げようとしない
・おむつを無理やり当てない
・尿とりパッドとテープ止め紙おむつは、きちんと折ってできるだけ薄くし、折ったまま脚の隙間に通す
・インナーやアウターのテープ止め紙おむつのギャザーはきちんと鼠径部に当てる

②無理のないおむつの当て方とポジショニングを行う

　おむつの当て方から見直してみましょう。拘縮が強い方におむつをそのまま当てようとすると、おむつは厚みがあるので、どうしても無理やり通さなくてはいけなくなってしまいます。そこで、おむつの当て方を工夫することが必要です。尿とりパッドとテープ止め紙おむつは、それぞれ1枚ずつ、吸収面を外側に山折りにして、きちんと折ってできるだけ薄くします（図1）。そして、尿とりパッドとテープ止め紙おむつを折ったまま、脚の隙間に通します（図2）。

　尿道口にきちんと尿とりパッドが当たったら、あとは基本のおむつの当て方と同様に、インナーのギャザーをきちんと鼠径部に当て、アウターのテープ止め紙おむつも同様に当てます。そうすることで、無理なくおむつを当てることができます。拘縮が強い方の脚を力任せに広げようとしたり、おむつを無理やり当てようとしたりすると、緊張が強くなりますし、そのような介助を繰り返していると、拘縮が強くなることが考えられます。拘縮があると、褥瘡のリスクも高くなります。

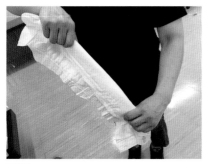

図1 テープ止め紙おむつの吸収面を外側に山折りにしている様子

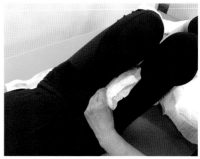

図2 尿とりパッドとテープ止め紙おむつを折ったまま、脚の隙間に通している様子

POINT

新人看護師へのアドバイス

　おむつのよい当て方と悪い当て方を比較してみましょう。おむつのよい当て方では、安定した姿勢をとりながら、Cさんに不快感や無理のないように、おむつを当てています（図3）。おむつの悪い当て方では、不安定な姿勢のうえに、力任せに寝返りをさせられたり、開かない脚を力任せに広げおむつを当てたりするなど、Cさんにとってよくない刺激であり、不快感を与えるケアが行われています（図4）。これでは、おむつをきれいに当てることも難しいでしょう。

　おむつを当てるときも重要ですが、生活のなかでも緊張が緩み、そして体圧分散ができるよう、しっかりとポジショニングを行う必要があります。不安定な姿勢やリラックスができない姿勢でいることが拘縮を強くしてしまう原因となることも忘れず、ポジショニングを見直すようにします。

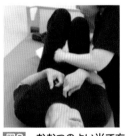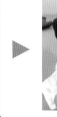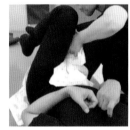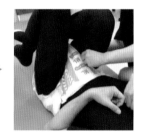

図3　**おむつのよい当て方**
安定した姿勢をとりながら、無理のないおむつケアが行われている。

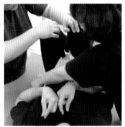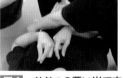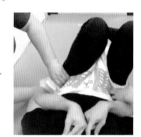

図4　**おむつの悪い当て方**
開かない脚を力任せで広げるなど、無理のあるおむつケアが行われている。

 浜田きよ子先生が伝える　おむつケアと排泄ケアのエッセンス

エッセンス1　力任せのおむつ交換は暴力にもなってしまうことを意識する

　一般的に、拘縮が強い人に対して力任せでおむつ交換をしていると、「おむつを交換する」と言うだけで緊張し、拘縮をさらに強めてしまいます。また、無理やり脚を開かれると痛いため、場合によっては、患者さんへの暴力となってしまいますし、その結果としてケアをする人に対する暴力へとつながることさえあるかもしれません。力任せのおむつ交換をするのは、お互いにとってよいとはいえません。

エッセンス2　心地よくなるおむつ交換を行えるように工夫する

　おむつ交換が少しでも心地よい時間になるような工夫が大切です。寝具と密着している身体に手を入れて、圧抜きをしてあげるのも一つの方法です。そうすることで、ケアを受けている人の身体はかなりリラックスできるようになり、緊張が緩みます。手を入れやすくする圧抜きグローブがいろいろなメーカーから発売されていますので、使ってみるとよいでしょう。

　できれば拘縮が進んでからではなく、おむつ交換が楽にできているもっと前の段階から、身体をしっかり観察して、圧抜きやポジショニングなどで拘縮につながらないケアの工夫を積み重ねることが大切です。

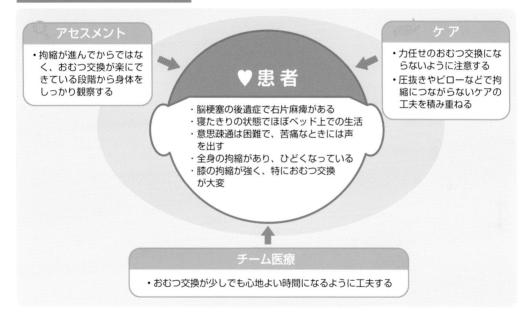

おむつケア・排泄ケアのエッセンス

アセスメント
・拘縮が進んでからではなく、おむつ交換が楽にできている段階から身体をしっかり観察する

ケア
・力任せのおむつ交換にならないように注意する
・圧抜きやピローなどで拘縮につながらないケアの工夫を積み重ねる

♥患者
・脳梗塞の後遺症で右片麻痺がある
・寝たきりの状態でほぼベッド上での生活
・意思疎通は困難で、苦痛なときには声を出す
・全身の拘縮があり、ひどくなっている
・膝の拘縮が強く、特におむつ交換が大変

チーム医療
・おむつ交換が少しでも心地よい時間になるように工夫する

POINT

 多職種連携へのアプローチ

　理学療法士から身体の見方やポジショニングについて学び、実践していくことで、身体の状態が変わる場合は少なくありません。また福祉用具専門相談員に圧抜きグローブやポジショニングピロー、それにおむつなどの選択にかかわってもうことも大切です。

患者の状態	主なケアのポイント	主なアイテム
拘縮がある	・寝具と密着している身体に手を入れて、圧抜きをする ・体位変換やマットレス上での移動を楽に行えるようにする	マルチグローブ （画像提供：パラマウントベッド） 移座えもん®シート （画像提供：モリトー） ウェルピー® （ポジショニングクッション） （画像提供：タイカ）

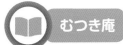 むつき庵　おむつケアのテクニック

（平田亮子）

テクニック1　通気性と伸縮性に富んだ布製ホルダーパンツをフィットさせる

　排泄アウターにはテープ式紙おむつ、パンツ型紙おむつなどの紙製品だけでなく、布製のアウターもありますが、その一つとして布製ホルダーパンツがあります。この布製ホルダーパンツは、紙の尿とりパッドと組み合わせてはきます。

　従来のおむつカバーとは違い、布製ホルダーパンツは通気性に富み、伸縮性があるので、パンツのように上げ下ろしもでき、尿とりパッドをしっかりと固定できますし、洗って何度も使えます。そのなかでも、完全に開いてベルトで固定する布製ホルダーパンツは、伸縮性もあり、拘縮のある身体にもフィットしやすいと思います。

　布製ホルダーパンツは、伸縮性があり、かつ固定力があるものを選んでいただきたいと思います。その一例として、「ソ・フィットガード 内ベルトタイプ」などが市販されています。また、テープ式紙おむつでテープの部分が伸縮する「エルモア いちばん® 伸縮フィットテープ止め」ほか、尿とりパッドがしっかりと収まり尿道口にフィットする工夫を施した「リフレ スマートライン®スマートフィット テープ止めタイプ」などが市販されています。

テクニック2　密着タイプや両面吸収タイプのインナーを使って漏れを防ぐ

　紙のテープ止めタイプには、テープの部分に伸縮性があり、身体にフィットする製品や、なかに入れる尿とりパッドを尿道口にぴったりと水平に密着できる薄型の製品などがあります。このような排泄アウターなどを利用することで、拘縮のある人にも無理なく、尿とりパッドを固定できると思います。

　鼠径部が細く、おむつと股の間に隙間ができる人には、両面吸収タイプ（裏面に防水のシートがついていないもの）を利用して隙間を埋めることで、鼠径部からの排泄物の漏れを防ぐことができます。

ケア・アイテムの紹介

患者の状態	主なケアのポイント	主なアイテム
拘縮がある	・伸縮性と固定力がある布製ホルダーパンツを選ぶ ・布製ホルダーパンツで尿とりパッドをフィットさせる ・布製ホルダーパンツは尿とりパッドとの併用が必要	ソ・フィットガード 内ベルトタイプ （画像提供：ニシキ）
	・伸縮するテープがあるテープ型紙おむつで隙間を作らずに漏れを防ぐ	エルモア いちばん® 伸縮フィット テープ止め （画像提供：カミ商事）
	・全体に薄く、縦によく伸びるため、拘縮のある人にも当てやすい	リフレスマートライン® スマートフィット テープ止めタイプ （画像提供：リブドゥコーポレーション）

医師が教える必須知識

拘縮

疾患概説

　「硬縮」ではなく「拘縮」と書きます。「拘」には、「とらえる」「つかまえる」「とどめておく」の意味があります。つまり、関節をとどめておくから、結果として硬くなるのです。健常人でも、加齢とともに起床時の動きが鈍くなります。長い間動かさないと身体はどんどん衰え、関節の軟部組織が変化して関節が動きにくくなります。すなわち、関節可動域制限を起こすのです。無理に動かそうとすると、痛みを感じる場合もあります。関節可動範囲を見極めながらの介助を必要とするため、介護負担も増えます。

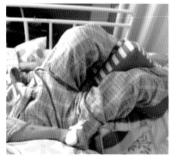

図1　脳出血後遺症による下肢拘縮
（家族の許諾を得て掲載）

111

最初は可逆的な変化ですが、拘縮状態が長期間続いて患部が固定されると、次第に関節周囲組織の線維化が進み、元の状態に戻らなくなります。日ごろから、適切なポジショニングとストレッチ運動をしながら、拘縮予防をすることが大切です。

また、原因の一つに筋緊張があります。過度な緊張が続くと拘縮が進んでいきます。逆に言えば、身体の緊張を取ることにより、拘縮の進行予防ができるということです。クッションの入れ方、おむつの当て方、介護の仕方で改善が期待できます。

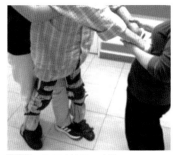

図2 長下肢装具で家族とともに歩行練習
（家族の許諾を得て掲載）

日ごろの看護・介護が、拘縮や褥瘡の原因となることもあります。寝かせきりによる抗重力筋の影響を受けたり、特定の姿勢でいる時間が突出して長かったり、不安定な姿勢を長時間継続していたりすると、異常な筋緊張が拘縮につながります。

病棟看護師へのアドバイス

「拘縮は仕方がない」と諦めていませんか。図1は、脳出血後遺症による下肢拘縮で導尿すら難しい患者さんです。20分のストレッチにより長下肢装具の装着が可能となり、立位歩行練習を継続しています（図2）。適切なポジショニング・ストレッチにより、筋緊張を低下させることも非常に大切です。

訪問看護師へのアドバイス

拘縮は、①皮膚性拘縮、②結合組織性拘縮、③神経因性拘縮、④筋性拘縮、⑤関節性拘縮に分類されます。老人福祉施設で多くみられるのは、筋の短縮や萎縮、長期間の固定、骨格筋の阻血などによって起こる筋性拘縮です。拘縮していても、適切なポジショニングをとり、ゆっくり繰り返しストレッチすることで改善します。

医師に相談するポイントとタイミング

下肢拘縮があれば、排泄誘導が難しく、ほとんどの場合でおむつへの排泄となります。排泄物がおむつから漏れて寝具を汚染したからといって、枚数を増やしていませんか。横漏れに対し、「サイドパッド」と称してフラットタイプなどを使っていませんか。

おむつの種類・当て方・交換時間などを全スタッフが統一した観点から記録しましょう。寝具への汚染があれば、体位・漏れる箇所などの詳細な記録とともにカンファレンスも必要です。

排泄誘導ですが、最初は困難でもリハビリテーションで拘縮が改善すれば可能となることがあります。当院では、リハビリテーションのオーダー時には、「排泄リハビリテーション」と明記しています。拘縮の患者さんに限らず、排泄状態の改善には病態を理解し、適確な観察・記録を伴うおむつケアの工夫、そしてリハビリテーションが不可欠です。

（小村隆洋）

おむつと排泄の看護ケア
チェックポイント

**アセスメント
とケア**

■ 尿とりパッドとテープ止め紙おむつは吸収面を外側に山折りにして、脚の隙間に通す。ギャザーを鼠径部にしっかりとフィットさせる。

■ 不安定な姿勢やリラックスできない姿勢を見直すポジショニングにする。

**ケアの
エッセンス**

■ 「おむつを交換する」ことに対して、緊張感を抱かせない。

■ おむつ交換が心地よい時間になるように、圧抜きを行う。

■ 理学療法士から身体の見方やポジショニングについて学び、実践する。

■ 福祉用具専門相談員に圧抜きグローブ、ポジショニングピロー、おむつなどの選択にかかわってもらう。

■ ケアの発想：力任せのケアをせず、早期から相手のリラックスできる状態を維持する。

**ケアの
テクニック**

■ 通気性に富み、伸縮性がある布製ホルダーパンツを使う。

■ 紙のテープ止めタイプのおむつとして、テープの部分に伸縮性があるものや、尿とりパッドを尿道口に密着できる薄型のものを使う。

■ 鼠径部が細く、おむつと股の間に隙間ができる人には、両面吸収シートでおむつの隙間を埋める。

8

認知症を抱えていて、トイレに行っても排尿がない……

ケアの悩みごと

　Dさんは78歳・女性、10年前にアルツハイマー型認知症の診断を受けました。そして、3年前に夫が亡くなり、1人暮らしとなりました。2人の娘は嫁ぎ、家庭をもっていますが、次女は頻繁に様子をみにきてくれています。

　最近、Dさんは近隣へ散歩に行くと帰れなくなり、警察に保護されたり、隣家の庭に咲いている花を無断で摘んでもってきたりするといった行動が目立ち、次女は訪問の際には何か周りの人たちに迷惑な行動をとっていないかと目を見張らせなくてはならず、ストレスがずいぶんとたまっているそうです。近隣の内科医より、メマリー®が1ヵ月前から処方されています。

　そのうえ、排泄の失敗が目立つようになり、汚れた下着を交換せずにそのままはき続けたり、まったく何も身に着けずに近隣へ出かけたりするといった異常行動も出てきました。1人で自宅のトイレで排泄している様子はありません。娘が訪問したときはトイレに誘導されますが、「なんでこんなところに来るんや！」と怒り出すことが頻繁にあります。最近は、ほとんど下着のなかで排泄しているようです。汚れた下着は自分で脱ぐこともありますが、そのときは裏庭に捨てたり、布団の間に入れたりして、隠している様子です。パンツ型紙おむつをはくよう伝えても、「これはパンツではない」と拒みます。

　週3回利用しているデイサービスでは、迎えに行った際に訪問するヘルパーと協力して、なだめながら全身の着替えをしており、車に乗ってもらっています（そうしないと、においがきつく、同乗するほかの利用者からの苦情が相次ぎます）。ただ、デイサービスの利用中はトイレ誘導にも応じ、入浴後は「娘が準備した」と言って、お気に入りの服とパンツ型紙おむつに着替えることができています。

　なお、私が訪問した際には、排泄の誘導や下着の交換などをしようとすると、「私はたくさんの人を雇ってきた人間です。そんなことをなぜあなたにしてもらわなくてはいけないのか！」と大きな声で怒り出します。表情も険しく、言葉も汚くなるため、かかわることができずに訪問看護が終了してしまうこともしばしばあります。

　自宅は玄関を開けると尿臭が漂い、脱ぎ散らかしている洋服や寝具にも排泄のにおいが染みついています。また、Dさんの娘たちも精いっぱい介護にかかわっていますが、排泄に関しては受け入れてもらえず困っています。排泄の失敗をうまく回避する方法が見当たらず、どのようにかかわればよいのか悩んでいます。先日開催されたサービス担当者会議では、「パンツ型紙おむつをはいてもらうための工夫」だけで話が終わってしまいました……。

＊＊＊ **訪問看護師**

ステップ **1**
アセスメント

アルツハイマー型認知症では見当識障害や記憶力の低下があることを把握する
・アルツハイマー型認知症の中核症状を確認する
・本人に記憶障害などの自覚があるかどうかを観察する
・見当識障害があるかどうかを確認する

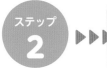

ステップ **2**
ケア

トイレ動作・着替え・心理状態の側面からケアでかかわる
・トイレ動作が難しい状況について考える
・着替え時に「下着」を認識できているかどうかを確認する
・「こんなはずではない」「まだできている」といった心理状態に配慮する

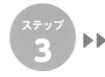

ステップ **3**
アプローチ

在宅でのDさんへのかかわり方について考える
・訪問時のかかわり方を介護者に聞き、時系列で把握する
・入浴や着替えなど、生活習慣について丁寧に聞き取る
・地域住民に認知症への理解を促すなど、丁寧に働きかける

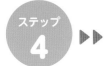

ステップ **4**
排泄ケア

認知症の人の認識を想像しながら状況に合わせて排泄ケアを行う
・パンツ型紙おむつがどのように認識されているのか考える
・デイサービスでの成功事例を参考にして、トイレ誘導を行う
・人として尊重し、大人としての対応を心掛けて声掛けを行う

第**3**章

浜田きよ子先生と「おむつフィッター」がケアの悩みを解く！

 「おむつフィッター」が教える　アセスメントとケア　　　（西村優子）

①アルツハイマー型認知症では見当識障害や記憶力の低下があることを把握する

　アルツハイマー型認知症によって起こったDさんの主な中核症状（表1）について整理したうえで、Dさんの状況を振り返ります。アルツハイマー型認知症は初老期以降に発症するといわれていますが、Dさんは発症が68歳ごろでした。徐々に進行し、現在のところ治ることはないといわれているそうです。

　アルツハイマー型認知症の初期段階では記憶障害が特徴的ですが、本人にはあまり自覚がない（病識が薄れる）ことが多いです。このため、周りの人との関係がぎくしゃくしてしまいます。Dさんは、訪問看護による介入の際に「私はたくさんの人を雇ってきた人間です。そんな

表1 Dさんの主な中核症状

記憶障害※1)	ものの名前を理解し、覚えておき、必要なときに思い出すことが難しい。
見当識障害	時間・場所・人などの見当がつかない。自分が置かれている状況を把握できない。
実行機能障害	物事の段取りをつけたり、計画的にやり遂げたりする力がない。
失行	手足の運動障害はないにもかかわらず、ものとの関係がわかりにくく、どのように行動すればよいかがわからない。
失認※2)	視聴覚に問題はないにもかかわらず、そのものが何なのかを認知できない。

※1：記銘・保持・想起からなる記憶のどの部分に障害があっても、記憶障害といわれる。
※2：失認には、大きく分類して、視覚失認、聴覚失認、触覚失認がある。

表2 Dさんの状況分析

内容	状況	分析
トイレ動作	デイサービスに行っているときは、周りの人たちと同じような動作をまねてすることができる。周りの人の動きがDさんの「手がかり」となり、安心して素直に応じられる。	1人でいるときは手がかりがなく、自分で場所を認識し、物事をやり遂げることが難しくなっている。
着替え	デイサービスで娘が準備した洋服にパンツ型紙おむつが重ねて置かれている場面では、普通に着替えることができる。	認知機能の低下により、自宅で買い物袋に入ったパンツ型紙おむつを「下着」と言われても、新たに記憶し、理解することが難しい。
心理状態	わからないことが増えている。また、そのことをどのように伝えればよいのかわからない。	「こんなはずではない」という気持ちと、「まだできている」という気持ちが交錯している。

ことをなぜあなたにしてもらわなくてはいけないのか！」と大きな声で怒り出すことから、病気の自覚がないことがうかがえます。

　記憶障害は病気の進行とともに過去に遡りますが、アルツハイマー型認知症の中期には時間、場所、人といった見当識の障害が出現します。Dさんはトイレに誘導しようとする娘に対して「なんでこんなところに来るんや！」と怒ることがあるため、見当識の障害がある可能性が考えられます。また、アルツハイマー型認知症の後期には過去の記憶も曖昧になり、物事を考える力や、思考力も停止しがちになり、運動能力も低下します。

②トイレ動作・着替え・心理状態の側面からケアでかかわる

　Dさんの状況を分析（推測）すると、表2のようなことがわかります。以下、それぞれについて説明します。

◇トイレ動作

　まず、トイレ動作についてですが、Dさんはデイサービスに行っているときは周りの人たちと同じような動作をまねてすることができているようです。デイサービスでは周りの人の動きがDさんの「手がかり」となり、安心して素直に応じられているのかもしれません。しかし、1人でいるときは手がかりがなく、自分で場所を認識し、物事をやり遂げることが難しくなってきているということも考えられます。

◇着替え

　デイサービスでDさんの娘が準備した洋服にパンツ型紙おむつが重ねて置かれている場面では、それまでの手続き記憶の流れに沿って、普通に着替えることができていると考えられます。しかし、認知機能の低下があるDさんにとっては、自宅で買い物袋に入ったままのパンツ型紙おむつを「下着」と言われても、そのこと自体を新たに記憶し、理解することが難しく

なっているのかもしれません。

◇心理状態

　Dさんはさまざまなことがわかりにくくなり、わからないことが増えているにもかかわらず、そのことをどのように伝えればよいのかわからないのではないでしょうか。「こんなはずではない」という気持ちと、「まだできている」という気持ちが交錯しているといったことも考えられます。また、夫がいたときは、Dさんがわかりにくいと思っていたことは、夫が見本になってサポートしていたのかもしれません。

③在宅でのDさんへのかかわり方について考える

　まず、Dさんが1人でいるときの行動について情報が不足しているため、Dさんの2人の娘がそれぞれ訪問している際のかかわり方を聞き取り、時系列でみる必要があります。

　次に、Dさんの2人の娘からそれまでの生活習慣について丁寧に聞き取りを行うようにしましょう。例えば、入浴については「お風呂の回数」「お風呂に入っていた時間」「1人で入っていたのか」、着替えについては「洋服の交換はいつしていたのか」「下着の交換は、起床時か入浴後か」「下着はどこに置いていたのか」などについて聞き取りましょう。

　さて、Dさんの認知機能の低下が進んでいることも考えられるため、「わかっていること」「わかりにくくなっていること」、また「できていること」「できていないこと」について、「認知症の人のためのケアマネジメント：センター方式（Dシート）」（表3）を用いて整理して、Dさんの状況を把握します[1]。

　Dさんの状況を把握したら、地域への働きかけを丁寧に行います。引っ越してきて十数年間、Dさんは周りの人たちとうまく関係が取れないまま現在に至っています。しかし、その地域で認知症を抱えながら生活する人を支えられるように、周りの人たちにも認知症についての知識を身につけてもらい、理解を促すような取り組みを行いましょう。地域包括センターなどと連携し、地域ケア会議などでDさんの事例を紹介して、その地域で検討できる環境をつくります。

　最後に、メマリー®の処方が開始されているため、副作用の有無を観察したうえで、薬剤の効果やDさんの変化について医師と情報共有し、処方量の増減についても相談するようにします。

④認知症の人の認識を想像しながら状況に合わせて排泄ケアを行う

◇患者理解

　まず、パンツ型紙おむつは認知症のDさんにとってどのようなものとして認識されているの

表3 **認知症の人のためのケアマネジメント：センター方式（Dシート）の内容**
(文献1より作成)

- D-1：焦点情報（私ができること・私ができないことシート）
- D-2：焦点情報（私がわかること・私がわからないことシート）
- D-3：焦点情報（生活リズム・パターンシート）
- D-4：焦点情報（24時間生活変化シート）
- D-5：焦点情報（私の求めるかかわり方シート）

でしょうか。Dさんにとって、パンツ型紙おむつが買い物袋のなかにたくさん入っているという状況はどういうことなのでしょうか。認知症の人は、新しく記憶しなければいけないことは苦手だということを思い出してください。そのうえで、タンスの引き出しなど、それまでと同じ場所に下着と同じようにパンツ型紙おむつを並べて置くようにしましょう。そうすることで、Dさんはパンツ型紙おむつをパンツとして理解できるようになるのではないでしょうか。

◇トイレ誘導

また、デイサービスではうまくトイレ誘導ができているので、デイサービスの状況を確認し、声の掛け方や動作の促し方などをまねるのもよいでしょう。失認の症状が出現している人はどのように動作してよいのかがわかりにくいため、見本があるとできることもたくさんあります。

◇声掛け

そして、声掛けの仕方も考え直すようにしましょう。「一所懸命働いて家を建てた」という誇り、「夫と建てた家を守る」という愛着、「自分でできる。自分でしなければいけない」という強い思い、「娘が準備してくれた服は喜んで着る」という信頼などを大切にして生きているDさんに対して、人として尊重し、大人としての対応を丁寧にとれているのか、声を掛けられているのかについて、自問してみましょう。もう一度自分たちが行っているケアを真摯に振り返ることで、本当に大切なケアができているのかどうか考え直すことができるでしょう。

 浜田きよ子先生が伝える おむつケアと排泄ケアのエッセンス

エッセンス1 認知症を抱えた人は「わからなさ」に不安を感じる

人はさまざまなものや人とのかかわりのなかで生きています。そして、それぞれその人にとってその意味は異なります。目の前の人が自分の息子や友人だと認識すること、あるいはかつての高校の担任だったとわかることなど、「この人が誰であるか」というのがわかることは、自分との関係がわかることであり、それによりその人に対する自身の振る舞い方がわかることでもあります。物も同様で、目の前にある物がボールペンだとわかること、ペットボトルに入ったお茶だとわかることによって、私たちはそれを使って字を書いたり、安心して飲んだりすることができます。このように、「それが誰なのか」「それが何なのか」がわかることで、人は物や人への振る舞い方がわかり、安心することができるのです。もちろん、みたことがない物をみて、わからない物だとわかることも同様です。

しかし、認知症を抱えたほとんどの人は、記憶障害などにより、物や人とのかかわりに混乱が起こっているようです。パンツだとわかったとしても、どうはけばよいのかなど、それをはくための手続きも曖昧になってくることがあります。そして、その「わからなさ」はいっそうその人（認知症を抱えた人）を不安にします。

エッセンス2 「どのようにかかわり始めるか」について考える

今回の事例では、トイレでの排泄が難しくなり、ぬれて重くなったパンツ型紙おむつをその

ままはいていたり、尿臭が立ち込めて周囲が困ったりするといった状態がみられます。そのようななか、「どのようにかかわり始めるか」を考えることはとても大切です。

「何でこんなところに連れて来るんや」というDさんにとって、トイレはどのような場所にみえているのでしょうか。Dさんはどのようなところなら安心して排泄できるのでしょうか。あるいは、場所の問題以上に「娘が誰なのかがわかっていないのではないか」「トイレの誘導に問題があるのではないか」といったことについても探る必要があります。

エッセンス3　尿漏れ・水分摂取・食事などの生活状況を多角的に把握する

パンツのなかで排尿し、そのままはき続けることは不快であるに違いありません。Dさんは排尿したいと思ったときに、トイレを探していないのでしょうか。あるいは、尿意自体がわからなくなっているのでしょうか。それに尿失禁があるとすれば、その量やパンツ型紙おむつがぬれるタイミングについても知りたいものです。

認知症を抱えた人の場合、排泄トラブルは認知症によるものと決めつけられることが少なくありません。でも、もしかしたら治療が必要な排尿障害が潜んでいるかもしれません。Dさん本人の水分摂取や食事には問題はないでしょうか。漏れを考えるうえでも、デイサービスに行かない日にどのように水分摂取や食事をしているのかが気になります。排便はいつごろ、どのような便が出ているのでしょうか。健康状態を推し量るためにも、このあたりも把握したいものです。そのため、Dさんの娘には「いつごろどのような排尿があるのか」「水分をどのように摂取しているのか」を都合がつくときでよいので、観察してもらうのがよいでしょう。

エッセンス4　難しくなっている行為がどのようなものなのかを探る

トイレでの排尿が難しいとしても、「トイレに行こうとする動作があるのか」「ドアのそばに行けるのか」などについて丁寧に観察することで、Dさんにとって何が難しいのかがわかりそうです。そして、パンツ型紙おむつでいつごろ排尿があるのかがわかれば、排尿日誌をつけて排尿のタイミングなどを知ることができます。そのうえで、Dさんにとって難しくなっている行為がどのようなものなのかを探ります。下着を下ろせないとすれば、どのような手だてがあれば少しでもできるようになるのでしょうか。その人の個人史や状態にもよりますが、Dさんにとってできることとできないことを把握する必要があります。

ところで、「排泄臭が家全体に漂っている」ことについては、脱臭機や洗濯機を使ってあちこちに染みついたにおいをかなり取り除くことができます。周囲の人たちが不快になる原因の一つ一つを丁寧に解決することも忘れてはいけません。

エッセンス5　「できることは何か」という視点を大切にしてかかわる

「できることは何か」という視点を大切にしたいものです。わからなくなることが増えるなかであっても、自分でうまくできる行為は、Dさんにとって心地よいものであり、安心につながります。たとえそれがずっとは続かないとしても、そのわかる世界をより長く広く提供できれば、Dさんにとってよいことに違いありません。

Dさんという人の得意なことや好きなこと、よい点はどのようなところにあるのでしょう。排泄トラブルを抱えているだけでなく、隣の家から花を持ち帰るという行動は、周囲の人たちにとって大きな困りごとだといえます。しかし、Dさんは周囲の人たちをただ混乱させたいわけではないはずです。花が好きで、自由にしてよい場所と勘違いして、持ち帰ったのかもしれません。もしそうだとしたら、家にも花があればいいのかもしれませんし、もちろん可能であればですが、花を植えて世話をすることができれば、Dさんの暮らしの大切な何かになる可能性があります。

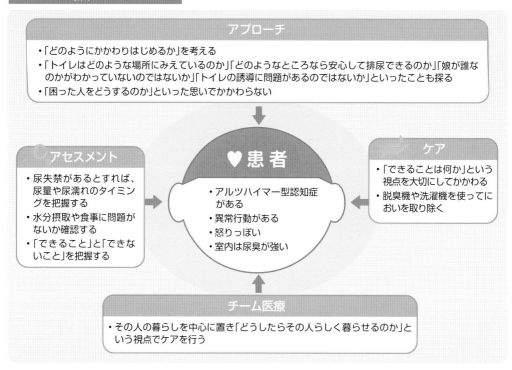

おむつケア・排泄ケアのエッセンス

アプローチ
- 「どのようにかかわりはじめるか」を考える
- 「トイレはどのような場所にみえているのか」「どのようなところなら安心して排尿できるのか」「娘が誰なのかがわかっていないのではないか」「トイレの誘導に問題があるのではないか」といったことも探る
- 「困った人をどうするのか」といった思いでかかわらない

アセスメント
- 尿失禁があるとすれば、尿量や尿濡れのタイミングを把握する
- 水分摂取や食事に問題がないか確認する
- 「できること」と「できないこと」を把握する

♥患者
- アルツハイマー型認知症がある
- 異常行動がある
- 怒りっぽい
- 室内は尿臭が強い

ケア
- 「できることは何か」という視点を大切にしてかかわる
- 脱臭機や洗濯機を使ってにおいを取り除く

チーム医療
- その人の暮らしを中心に置き「どうしたらその人らしく暮らせるのか」という視点でケアを行う

POINT

 多職種連携へのアプローチ

　「その困りごとを解決したい」という思いはDさんにアプローチするきっかけにはなりますが、そのようなアプローチはDさんにとってつらいことかもしれません。「困ったDさんをどうするのか」といった思いでかかわられるのは、人と人の関係としても楽ではないからです。あらためてこのようなことを言葉にするのも、認知症を抱えた人へのケアを語るときにはどうしても「困った人への対応策」になってしまいがちだからです。
　「困った人への対応策」といった視点で人を捉えずに、いつもその人の暮らしを中心に置き「どうしたらその人らしく暮らせるのか」という視点で考えてケアを行うことが大切です。言うまでもなく、Dさんへのかかわり方として説明されているケアの一つ一つがとても重要なものであることをあらためてお伝えしたいと思います。

ケア・アイテムの紹介

患者の状態	主なケアのポイント	主なアイテム		
屋内に尿臭がある	・尿臭を消す ・周囲の人が不快になる原因を丁寧に解決する	急速脱臭機 デオダッシュ® （画像提供：三菱電機）	エールズ® ふとん 消臭スプレー	消臭美人® 置き型消臭剤 （画像提供：エステー）

 むつき庵 **おむつケアのテクニック** （平田亮子）

テクニック 1 それまでどのような下着をはいてきたのかを確認する

　Dさんはパンツ型紙おむつを下着ではないと拒否することがあるようですが、パンツ型紙おむつにはさまざまな形や色があるので、それまではいていた下着に似たものがあるかもしれません。Dさんがそれまでどのような下着をはいていたのかを確認することも大切だと思います。例えば、ズロースのような丈が少し長めのパンツをはいていたのであれば、ボクサー型（一分丈）のパンツがあります。パンツ型紙おむつは一般的にショーツタイプが多いのですが、ボクサー型のパンツは太腿のところがズロースのように長くなっています。

テクニック 2 おむつを着用していても安心できるように工夫する

　また、最近のパンツ型紙おむつには、ベージュ色や薄いピンク色などの薄型のパンツ型紙おむつがあります。肌触りもやわらかで、ベージュ色のパンツ型紙おむつは布の下着のようにみえます。自宅では、買い物袋からパンツ型紙おむつを出して下着と同じように扱うことで、パンツ型紙おむつを下着としてはいてもらえるかもしれません。デイサービスでは、Dさんは娘が用意した服とパンツ型紙おむつに着替えるのですから、自宅に1人でいるときも娘が用意した下着（パンツ型紙おむつ）とわかるように、娘からのメッセージをDさんにみえるように置いておくなど、Dさんが安心できるように工夫することも大切ではないでしょうか。

テクニック 3 皮膚トラブルが起こらないように長時間の着用を避ける

　吸収量がどのくらいかがわかっていても、尿とりパッドを併用して使うことが難しい場合には、尿とりパッドなしで十分に吸収できるパンツ型紙おむつを使うことも考えられます。ただ、尿をたっぷり吸収したパンツ型紙おむつを長時間はいていると、尿の重みでパンツが下がってくることもありますし、座ったときにも姿勢を崩してしまいます。皮膚トラブルが起こる可能性もあるため、長時間の装着は避けたほうがよいと思います。

患者の状態	主なケアのポイント	主なアイテム
屋内に尿臭がある	・尿臭を消す	エールズ®　　　　消臭美人® 消臭力　　　　（スプレータイプ） （画像提供：エステー）
・尿漏れがある ・下着の着脱時に怒る ・異常行動がある	・前後どちらからはいても同じはき心地と吸収量を確保できるようにする	オンリーワンパンツ 前後フリー® （画像提供：光洋ディスパース）
	・動いてもぴったりフィットして快適なおむつを使う	アテント Rケア うす型 スーパーフィット パンツ （画像提供：大王製紙）
	・脚まわりの隙間を防ぐ機能があり、太ももが細い人にも適しているボクサー型のおむつを使う	エルモア® いちばんパンツ® ボクサータイプ （画像提供：カミ商事）
	・肌着のようなはき心地のおむつを使う	ポイズ® 肌着ごこち パンツ（女性用） （画像提供：日本製紙クレシア）
	・カラーバリエーションのあるおむつから好みに合う色のおむつを選ぶ	リリーフ® パンツタイプ 超うす型まるで下着® カラーパンツ （画像提供：花王）
		リフレ® はくパンツ® 下着のような ベージュタイプ （提供：リブドゥコーポレーション）
	・お腹を締め付けないゆったりギャザーのあるおむつを使う	リフレ® はくパンツ® うす型長時間安心 （提供：リブドゥコーポレーション）
	・尿とりパッドと併用することが難しいようであれば、6~7回分の排尿量を吸収できるパンツ型紙おむつを使う	ライフリー® 尿とりパッドなし でも長時間 安心パンツ （画像提供：ユニ・チャーム）
		リフレ® はくパンツ® 1枚で一晩中安心 （提供：リブドゥコーポレーション）

引用・参考文献

1）認知症介護情報ネットワーク．認知症の人のためのケアマネジメント：センター方式関連．https://www.dcnet.gr.jp/study/centermethod/center03.html（2020年3月閲覧）

医師が教える必須知識

認知症患者の排尿障害

疾患概説

　認知症にはアルツハイマー型認知症（Alzheimer's disease：AD）、レビー小体型認知症（dementia with Lewy bodies：DLB）、脳血管性認知症（vascular dementia：VD）の３疾患が多いです。いずれも何らかの排尿障害を抱えており、医師は診断治療に難渋します。しかし、現場では排泄問題が完全に解決することは困難で、看護・介護が重要となります。認知症の排泄ケアは、患者・家族を含めた多職種の連携が最も重要です。

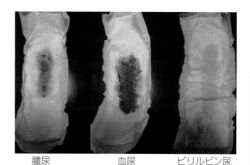

膿尿　　　　　血尿　　　ビリルビン尿

図 おむつの尿の観察

　ADでは、初期は尿失禁が少ないですが、進行すると、中核症状、認知症の行動・心理症状（behavioral and psychological symptoms of dementia：BPSD）のため、機能性尿失禁が多くなります。

　DLBでは、初期から頻尿・尿失禁が出現し、めまい、起立性低血圧により、しばしば転倒したり、進行する排尿障害に対して、尿道カテーテルを留置することもあります。

　VDでは、認知機能の低下に先立ち、損傷部位により、排尿反射の上部中枢からの抑制が低下し、切迫性尿失禁、過活動膀胱が多いです。

　認知症の治療はまず薬物療法が優先されます。薬物を表に挙げます。維持量は効果・副作用を勘案し、最適な投与量を検討します。

病棟看護師へのアドバイス

　病棟では、医師は入院の原因疾患の治療を優先しますが、看護師は合併している認知症の問題行動を予見し、徘徊・不穏・せん妄状態への予防と対策を考えます。特に排泄では、転倒、転落、おむつ外し、おむつなどの異食、放尿、カテーテルの自己抜去といったリスクに対して、患者さんの安全を守り、被害を最小限にとどめ、医療事故につながらないよう、リスクマネジメントを行うことが必要です。また、おむつに膿尿、血尿、ビリルビン尿を

表 認知症の治療薬

商品名	アリセプト®	レミニール®	メマリー®	イクセロン®／リバスタッチ®
適応	軽度〜高度のアルツハイマー型認知症、レビー小体型認知症	軽度〜中等度のアルツハイマー型認知症	中等度〜高度のアルツハイマー型認知症	軽度〜中等度のアルツハイマー型認知症
1日投与回数	1回	2回	1回	1回
初回用量	3mg/日	8mg/日	5mg/日	4.5mg/日
増量方法	1〜2週間後に増量	4週間後を目安に増量	1週間ごとに5mgずつ漸増	4週間ごとを目安に増量
主な副作用	嘔吐、下痢、頭痛、悪心など	悪心、嘔吐、下痢、頭痛など	めまい、頭痛、便秘など	紅斑、掻痒、接触皮膚炎、嘔吐など

第3章

浜田きよ子先生と「おむつフィッター」がケアの悩みを解く！

認めた場合は、医師に報告してください（図）。

訪問看護師へのアドバイス

　退院後在宅に移行して戸惑う患者・家族へ、病院と違い医療行為や看護に限界があることの説明や、知識の提供と生活指導を行うことが重要です。

　例えば、「トイレに行っても排尿がない」場合、まず尿意の有無の確認方法を指導します。尿意を訴えないのは、①神経障害で尿意がない、②介護者が気付かない、③構音障害で言えないなどがあります。それぞれ、①神経疾患の既往、②下腹部の膨隆、③もぞもぞしたり、顔が赤く力んでいたり、ぬれたおむつを外したりする、といった症状によって確認します。

医師に相談するポイントとタイミング

　泌尿器科専門医は、スクリーニングとして、問診、理学的所見（直腸診検査を含む）、尿検査、超音波検査（残尿測定を含む）、血液検査（腎機能検査、PSA 検査を含む）を行い、さらに必要なら種々の検査を行います。診断し、各種の治療薬を投与しますが、認知症の排尿障害は治療に導くことが困難です。しかし、諦めないで必ず受診させてください。認知症で急に尿失禁が出現したり悪化したりする場合、病状の悪化が考えられるので、受診させるようにしてください。

（市川晋一）

おむつと排泄の看護ケア
チェックポイント

アセスメントとケア

- 家族がそれぞれ訪問している際のかかわり方を聞き取り、時系列でみる。
- 家族から、それまでの生活習慣について丁寧に聞き取りを行う。
- 「認知症の人のためのケアマネジメント：センター方式（Dシート）」を用いて整理し、状況を把握する。
- 周りの人たちにも認知症についての知識を身につけてもらい、理解を促す取り組みを行う。
- 処方薬の副作用の有無を観察し、薬剤の効果や患者さんの変化について医師と情報共有する。
- 紙パンツをタンスの引き出しなど、それまでと同じ場所に下着と同じように並べて置く。
- デイサービスでのトイレ誘導の状況を確認し、声の掛け方や動作の促し方などをまねる。

ケアのエッセンス

- まず「どのようにかかわり始めるか」を考える。
- 尿失禁があるとすれば、量やパンツ型紙おむつがぬれるタイミングを把握する。
- 家族に「いつごろどのような排尿があるのか」「水分をどのように摂取しているのか」を観察してもらう。
- 周囲の人たちが不快になる原因の一つ一つを丁寧に解決する。
- 「困った人への対応策」といった視点で人を捉えずに、いつもその人の暮らしを中心に置き「どうしたらその人らしく暮らせるのか」という視点で考えてケアを行う。

ケアのテクニック

- それまでどのような下着をはいていたのかを確認する。
- 買い物袋から紙パンツを出して、下着と同じように扱うことで、紙パンツを下着としてはいてもらえるようにする。
- 自宅に1人でいるときも娘が用意した下着（紙パンツ）とわかるように、メッセージをみやすいところに置いておくなど、患者さんが安心できるように工夫する。

浜田きよ子先生と「おむつフィッター」がケアの悩みを解く！

9 レビー小体型認知症の幻視で、トイレ誘導を拒否する……

ケアの悩みごと

デイサービス勤務の看護師です。最近、デイサービスを利用開始されたLさん（67歳・男性）のことで悩んでいます。軽度のパーキンソン症状（すり足、身体がやや前傾）、および軽いうつ病があり、調子がよいときと悪いときの差が大きいです。Lさんはレビー小体型認知症なのですが、レビー小体型認知症の方を受け入れるのは初めてなので困っています。頻尿・尿失禁、夜間頻尿があります。泌尿器科を受診しましたが、異常はありませんでした。

日中はパンツ型紙おむつで排泄は自立しています。夜間はパンツ型紙おむつと尿とりパッド（長時間用）を組み合わせて使っています。要介護2で、屋内では見守りや軽介助で起居動作および歩行が可能です。屋外では、車いすで移動します。入浴はシャワー浴で済ませて、就眠時はベッドを利用しています。

ときどき幻視があり、ある日、職員が帰る前にトイレ誘導でLさんに声を掛けてトイレ近くまで来たところ、Lさんが「床に虫が這い回っている、気持ち悪い」と言い出しました。職員は「虫なんか這っていないですよ。早くトイレに行きましょう」と軽く言ったところ、「あんなに這い回っているのに見えないのか! 行かないと言ったら、行かない!」と怒り出し、結局、トイレに行かずにお送りすることになりました。それ以降、Lさんはトイレ誘導を拒否されます。職員は「なぜこれほど拒否されるのかわからない」と戸惑いながら、トイレ誘導をスムーズに行えるようにしたいと言っています。まじめで温厚な性格と聞いていましたが、どうしたらうまく誘導できるようになるでしょうか?

＊＊＊ **デイサービス看護師**

●排泄について

時刻	排尿量			排便について（ブリストル便形状スケールを参照し、形状と量を記入）	水分など	その他
	トイレ	おむつ	漏れ			
5:00		100mL				
6:00						
7:00						起床
8:00	150mL					
9:00				3～4日に1回：コロコロ便	緑茶200mL	朝食
10:00	100mL				水100mL	
11:00	100mL			月に2回程度：下痢	コーヒー150mL	
12:00						
13:00					緑茶200mL	昼食
14:00	150mL					
15:00						
16:00	150mL				コーヒー150mL	
17:00						
18:00	100mL					
19:00					緑茶200mL	夕食
20:00					水100mL	
21:00	100mL				カフェオレ150mL	
22:00	150mL					
23:00						
00:00						
1:00		150mL				
2:00		100mL				
3:00						
4:00		100mL			朝方までに水150mL	
回数	8回	4回			10回	
1日の合計	1,000mL	450mL			1,400mL	

ステップ **1** ▶▶▶ 強く否定したり感情的に対応したりせずに理解して受け入れる

理解・受容

ステップ **2** ▶▶▶ レビー小体型認知症による認知能力の変化に対応する
・職員全員でレビー小体型認知症について研修を受ける
・認知能力の経過に沿った適切な介護を行う

変化への対応

ステップ **3** ▶▶▶ 幻視を誘発しないように工夫する
・室内の照明をなるべく一定にする
・床や壁の染みを取り除く
・目立つ壁掛けや鏡を取り除く

ケア

ステップ **4** ▶▶▶ カフェインレスの飲み物をとるようにする

ケア

ステップ **5** ▶▶▶ 入浴で自律神経を整える

ケア

「おむつフィッター」が教える アセスメントとケア （綾 直実）

①強く否定したり感情的に対応したりせずに理解して受け入れる

アセスメントの「本人の希望」によれば、「虫が這い回っていると言ってもわかってもらえない」と訴えています。レビー小体型認知症と診断されていることから、本人は本当に虫が這い回っているようにみえているということをまず理解しましょう。本人の言っていることを強く否定したり、感情的に対応したりすると、本人の混乱を招いて興奮が高じてしまったり、幻視をますます増長させたりして、妄想へと発展することもありますし、抑うつ症状を助長することもあります。介護者はレビー小体型認知症の利用者のことを十分に理解し、受け入れることが大切です。

幻視は近づいたり触ったりすると消えることが多いので、「気持ち悪いけれど、悪い虫では

ないみたいですね」と一緒に近づいたり、床を拭くなどして「いなくなった」と安心してもらうようにすることが最も大切です。

②レビー小体型認知症による認知能力の変化に対応する

　デイサービスでレビー小体型認知症の人を受け入れるのは初めてということですが、体調や認知能力が大きく変化する本人はもとより、職員も慣れない状況のなかで戸惑うことも多いと思います。レビー小体型認知症の人は、認知能力が1日で、あるいは1週間や1ヵ月間で、大きく変化するという特徴があります。認知能力が変動する原因としては、脳幹網様体の障害が関係しているといわれています。何よりも、まずは早めに職員全員でレビー小体型認知症について研修を受けることをお勧めします。

　職員がレビー小体型認知症について理解することができれば、Lさんの認知能力の経過に沿った適切な介護ができるようになります。「今は調子がよさそうだから、いろいろ話をしても大丈夫」とか、「今は見守っているほうがよい。意識レベルに注意しなくては」などと判断できるようになります。幻視の説明についても、本人の意識がはっきりしているときに、「そのようなものは存在しない」と繰り返し説明することによって、本人のほうが幻視を認め（自分にしか見えないことがわかり）、安心することもあります。

③幻視を誘発しないように工夫する

　そのうえで、幻視は環境によって誘発される場合があるので、照明がほかの場所よりも暗くないか、床や壁に染みなどがないか、壁掛けや鏡などに一ヵ所だけ目立つ物を置いていないかなどについて、点検する必要があります。幻視を誘発しないためには、室内の照明をなるべく一定にする、床や壁の染みを取り除く、目立つ壁掛けや鏡を取り除くなどの工夫が必要です。

　また、脱水、風邪、腹痛、便秘などがあると、幻視がより頻繁に現れるようになります。そのため、幻視が身体の不調を知らせるサインになることがあります。幻視があるように感じられたら、身体に不調がないかどうかを観察しましょう。

④カフェインレスの飲み物をとるようにする

　アセスメントからは、本人、妻ともに、夜間頻尿に困っていることがわかります。デイサービスの職員としては、Lさんの夜間の状態に直接かかわることはありませんが、Lさんを支えるチームの一員として、家族やケアマネジャーとともに夜間のケアについても検討しましょう。緑茶やコーヒーをよく飲まれているようですが、緑茶をカフェインが含まれていない麦茶

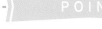

新人看護師へのアドバイス

　まずは本人の訴えに十分耳を傾けることが大切です。本人が「自分のことをわかってくれている」と感じたら、職員の言うことを拒否することもなくなると思います。

やカフェインレスのお茶などに変えたり、コーヒーの回数を減らすか（特に午後）カフェインレスのコーヒーに変えたりすることをお勧めします。

⑤入浴で自律神経を整える

　レビー小体型認知症の方には、頻尿、便秘、多汗、起立性低血圧など、自律神経症状（自律神経障害、または自律神経失調症ともいう）がみられます。自宅ではシャワー浴のみとなっていますが、入浴には自律神経を整える効果を期待することもできます。自宅での入浴が難しい場合は、シャワー浴のときに足浴や手浴を行うようにアドバイスするのもよいでしょう。

浜田きよ子先生が伝える　おむつケアと排泄ケアのエッセンス

エッセンス1　本人が安心して排泄できるようにかかわる

　今回の悩みごとで最も困っている「トイレ誘導拒否」についてですが、Lさんの「床に虫が這い回っている、気持ち悪い」という発言を否定せずに「這い回っている」と言われているところを拭いて虫がいないことを確認したり、「先に床を拭いておきますね」と伝えるなど、やはり本人が安心して排泄できるようにかかわることが必要です。トイレ内の照明を明るくすることも有効でしょう。

エッセンス2　拒否するときの様子を記録して理由や対応を検討する

　また、幻視に対応する前に、排尿チャートを3日間以上記録して、適切な時間にトイレ誘導をしているかどうかを確認することも大切です。Lさんがトイレ誘導を拒否する理由は「虫が這い回っている」からだけでなく、「まだ尿がたまっていないから行かない」ということもあり得ます。それに、Lさんにとっては「職員が異性だから嫌だ」とか、「あの人なら安心できる」という場合もあります。拒否するときのLさんの様子を詳しく記録してみると、拒否する理由やその対応などについて検討することができるはずです。

エッセンス3　自宅での暮らしも把握して本人が安心できるトイレ環境にする

　自宅でも同様のことが起きているのでしょうか。自宅での暮らしの様子も十分に把握して、本人が安心できるトイレ環境にすることが大切です。排尿チャートの記録を参考にして、トイレ誘導のタイミングを計ることも重要です。そのうえで、尿漏れがなかったり、少しだけだったりする場合は、薄型のパンツ型紙おむつをつけるようにしてもよいのではないでしょうか。

エッセンス4　尿瓶やポータブルトイレの使用を検討する

　どのようなことをしてもLさんがデイサービスのトイレを怖がるのだとしたら、本人が望むようであれば、尿瓶かポータブルトイレの使用を検討する余地もあります。Lさんが立位で排尿されているのだとしたら、「タスカルHLst」というポータブルトイレは座面高さが約

60cmまで上がるので立位で排尿できますし、アームレストが手すり代わりにもなります。本人が安心できる場所につい立てを立てて排泄するための場所を区切り、そこにポータブルトイレを置くのも一つの方法です。

エッセンス5 介助バーを使うなどベッド環境を見直す

　自宅では普通のベッドを使っていますが、介護ベッドにすれば寝返りや立ち上がりの際に手すりとなる介助バーを使うこともできます。本人の自立を助けるためにも、ベッド環境を見直すことも必要です。

　なお、パーキンソン症状のある人の歩行は転倒リスクが高いため、足元がスリッパ履きでは転びやすくなります。転倒リスクを低くするためには、細かなことですが転ばないように足元に配慮する必要もあります。

エッセンス6 食物繊維を多くとり自律神経の失調による便秘に備える

　自律神経の失調から便秘にもなりやすいため、食事内容を見直すことも重要です。食物繊維を多く含んでいるバナナや海藻類など、排便によい食べ物や、水分摂取量にも配慮したいものです。

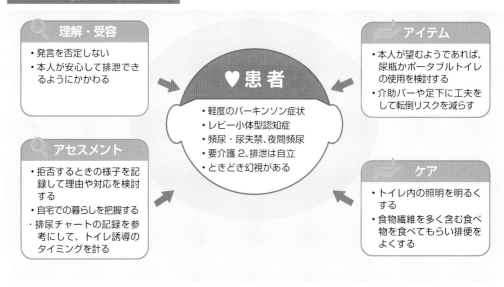

おむつケア・排泄ケアのエッセンス

理解・受容
・発言を否定しない
・本人が安心して排泄できるようにかかわる

アイテム
・本人が望むようであれば、尿瓶かポータブルトイレの使用を検討する
・介助バーや足下に工夫をして転倒リスクを減らす

♥患者
・軽度のパーキンソン症状
・レビー小体型認知症
・頻尿・尿失禁、夜間頻尿
・要介護2、排泄は自立
・ときどき幻視がある

アセスメント
・拒否するときの様子を記録して理由や対応を検討する
・自宅での暮らしを把握する
・排尿チャートの記録を参考にして、トイレ誘導のタイミングを計る

ケア
・トイレ内の照明を明るくする
・食物繊維を多く含む食べ物を食べてもらい排便をよくする

―――◆ POINT ◆―――

 多職種連携へのアプローチ

　レビー小体型認知症を抱える人にとって、幻視は大きな不安です。どのような状態なら安心してもらえるのかについて、家族とともに考える必要があります。本人が一番頼りになるのは、信頼できる介助者です。病気を理解したうえで、何よりも本人の不安が軽減するようなケアを行っていきたいものです。

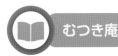

むつき庵 おむつケアのテクニック
（平田亮子）

テクニック1　排尿チャートを3日間つけておむつを見直す

　排尿チャートを最低3日間つけることで、その人の排泄のリズムや生活状況を知ることができますし、丁寧に読み取ることで問題点や対策がみえてきます。

　Lさんの排尿チャートをみると、起床から就寝まで、トイレに行って排尿していることがわかります。パンツ型紙おむつをはいているのは、尿漏れが心配だからではないかと思われます。薄型のパンツ型紙おむつで十分ではないかということについても、検討してみてはいかがでしょうか。

テクニック2　排泄後の不快感がなくなるようにおむつを変更する

　アセスメントシートをみると、夜間のおむつの交換回数は3～4回となっています。Lさんが尿とりパッドに排尿してパッドがぬれたことを気にして、あるいは排尿後の不快感から、おむつを交換しているのではないかと思われます。排尿チャートには、1回の排尿量は100～150mL程度と書いてありますので、うす型のパンツ型紙おむつに2回分程度の排尿量を吸収するパンツ型専用の二つ折り尿とりパッドなどで十分だと思います。

テクニック3　尿瓶や端座位で使える尿器を使って自立した排泄を促す

　尿意があり、尿瓶が使えるようであれば、使い方に慣れるまで練習が必要かもしれませんが、自身で尿瓶を当てて排尿することで家族の負担を軽減することができるのではないでしょうか。寝たままでも、端座位でも使える尿器があります。前が大きく開く布製の排泄アウターをはくと、尿器が使いやすくなります。安心のために、布製の排泄アウターと2回分程度の排尿量を吸収する尿とりパッドを組み合わせることで、さらに尿漏れを防ぐことができます。

ケア・アイテムの紹介

患者の状態	主なケアのポイント	主なアイテム
トイレを怖がる	・尿瓶かポータブルトイレの使用を検討する	タスカルHLst （画像提供：ウチエ）
転倒リスクがある	・転ばないように足元に配慮する ・ほどよい滑り止めで歩行をサポートするケアシューズを使う	「あゆみ」シューズ エスパド® （画像提供：徳武産業）

ケア・アイテムの紹介

患者の状態	主なケアのポイント	主なアイテム
・尿漏れの心配はなく、排尿量が少量 ・排泄後に不快感がある ・尿意があり尿瓶が使える	・手の力の弱い人でも自分で楽に着脱できるパンツ型紙おむつを使う ・履き心地のよいものを選ぶ	ネピアテンダー® パンツタイプ うす型らくらく フィット （画像提供：王子ネピア）
		アテント Rケア うす型さらさら パンツ （画像提供：大王製紙）
	・二つ折り紙パンツ用尿とりパッドをインナーとして使う ・ずれ止めテープが固定しやすい面ファスナーのあるものを使う	エルモア® いちばん 紙パンツ用パッド （画像提供：カミ商事）
		リリーフ® 紙パンツ 専用パッド 安心フィット （画像提供：花王）
	・前が大きく開く布製のホルダーパンツを使う ・尿器を使いやすくなるようにする ・2回分程度の排尿量を吸収する尿とりパッドを組み合わせるとさらに尿漏れを防ぐことができる ・尿とりパッドをしっかりと固定する	ソ・フィットガード オープンスタイル （画像提供：ニシキ）
	・ベッドに寝たままでも端座位でも当てられる尿器を使う ・タンクが大きいと尿を捨てる回数が減り、介護者の負担が減る	安楽尿器 DX 男性用 （画像提供：浅井商事）
	・逆流防止弁が付いた尿器は、傾けてもこぼれないため、安心して使える	コ・ボレーヌ® 男性用尿器 1000cc （画像提供：ピップ）

引用・参考文献

1) 小阪憲司ほか. レビー小体型認知症の介護がわかるガイドブック：こうすればうまくいく、幻視・パーキンソン症状・生活障害のケア. 大阪, メディカ出版, 2010, 29-30
2) 前掲書. 50.
3) 前掲書. 66.
4) 樋口直美. 私の脳で起こったこと レビー小体型認知症からの復活. 東京, ブックマン社, 2015, 256p.
5) 浜田きよ子ほか. 高齢者のQOLを高めて介護者の悩みも解決！おむつトラブル110番. 大阪, メディカ出版, 2015, 136p.
6) 河野和彦. 完全図解 新しい認知症ケア 医療編（介護ライブラリー）. 東京, 講談社, 2012, 288p.

医師が教える必須知識

レビー小体型認知症患者の排尿障害

疾患概説

　当院が病院から退院後の訪問診療を依頼された例では、認知症、骨折による寝たきり、嚥下障害による胃瘻造設、排尿障害と尿路感染の繰り返しによる尿道カテーテル留置の患者さんは、レビー小体型認知症（dementia with Lewy bodies：DLB）であることが多いです（表）。

　DLBの特徴的な症状は、①認知機能の変動、②幻視、③パーキンソン症状、④レム睡眠行動障害、⑤認知機能障害、⑥抑うつ症状、⑦自律神経症状、⑧薬剤に対する過敏症です。

　排尿では、めまい、起立性低血圧、歩行障害による転倒、認知機能の変動による注意力や集中力の低下で排泄行為を忘れること、幻視によるトイレへの恐怖などが問題で、十分な対策が必要です。

　DLBの排尿障害で多くみられるのは、頻尿、夜間頻尿、切迫性尿失禁などの過活動膀胱であり、残尿は比較的少ないです。しかし、進行すると、中枢・末梢・自律神経障害による排尿困難、残尿量の増加、重度の尿路感染などにより、尿道カテーテル留置となることもまれではありません。

　合併症のために使用される薬物（特に抗精神病薬）に過敏であるため、注意が必要となります。

病棟看護師へのアドバイス

　入院時、前医でアルツハイマー型認知症（Alzheimer's disease：AD）と診断されていても、入院後に注意障害、幻視に基づく妄想、認知機能の変動、睡眠障害、パーキンソン症状があれば、DLBを疑い、主治医に報告してください（図）。

　徘徊は少ないですが、DLBはADより約10倍転倒しやすく、病棟では起立性低血圧やパーキンソン症状による転倒骨折などの事故防止に努めてください。経過に伴い変化する症状

表　レビー小体型認知症とアルツハイマー型認知症の違い

	レビー小体型認知症	アルツハイマー型認知症
生活障害	注意障害、視覚認知障害	記憶障害
妄想	幻視による誤認	物盗られ妄想
認知機能の変動	あり	なし
自律神経症状	多い	少ない
パーキンソン症状	多い	まれ
睡眠障害	レム睡眠行動障害	単純な睡眠障害

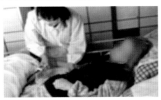 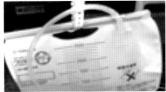

図　DLB患者の訪問診療

第3章

浜田きよ子先生と「おむつフィッター」がケアの悩みを解く！

を観察し、症状に応じたきめ細かい対応が必要です。

訪問看護師へのアドバイス

　DLBは、在宅では医療・介護上の問題点が多いです。患者さんは苦悩し、介護者は疲弊し、合併症で入退院も多くQOLが低下するため、最も難渋する疾患です。そのため、初期段階から、医療者、介護者、多職種にレビー小体型認知症に関する知識への理解・共有を促して、ケアの指導を行います。

　患者さんは、頭痛、めまい、耳鳴り、息苦しさ、動悸、身体の痛み、食思不振、しびれ、倦怠感などで苦しみ、多種の愁訴とともに攻撃的になります。そのため、周囲の人は患者さんの状況を理解してケアを行ってください（図）。

医師に相談するポイントとタイミング

　排尿障害があれば、医師に相談してください。かかりつけ医に紹介され、泌尿器科専門医を受診しても、薬物療法には限界があり、解決しない場合もあります。しかし、泌尿器科医師は排尿障害の鑑別、尿路・性器感染の有無、前立腺肥大症・神経因性膀胱・膀胱瘤の有無、残尿の有無、腎機能障害の有無（特に大量の残尿による水腎症）、尿路性器悪性疾患の有無などから診断をしたうえで治療し、必要であれば手術をしています。尿失禁に対して安易に尿道カテーテルを留置しているわけではありません。キュアとケアの協力が必要であることも意識してください。

（市川晋一）

おむつと排泄の看護ケア
チェックポイント

アセスメントとケア

- レビー小体型認知症がある利用者のことを十分に理解し、受け入れる。
- 本人の言っていることを強く否定したり、感情的に対応したりしない。
- 室内の照明をなるべく一定にする、床や壁のしみを取り除く、目立つ壁掛けや鏡を取り除くなどの工夫をする。
- 幻視があるように感じられたら、身体に不調がないかどうかを観察する。
- 認知能力の経過に沿った適切な介護を行う。
- 麦茶やカフェインレスのお茶、カフェインレスのコーヒーを飲むようにしてもらう。
- 自律神経を整えるため、シャワー浴のときに足浴や手浴を行うようにアドバイスする。

ケアのエッセンス

- 排尿チャートを3日間以上記録して、適切な時間にトイレ誘導をできるようにする。
- 拒否するときのLさんの様子を詳しく記録して、拒否する理由やその対応などについて検討する。
- 本人が望むようであれば、尿瓶かポータブルトイレの使用を検討する。
- 本人の自立を助けるために、ベッド環境を見直す。
- パーキンソン症状による転倒リスクを低くするために、足元に配慮する。

ケアのテクニック

- 排泄チャートを最低3日間つけて、排泄のリズムや生活状況を知る。
- 薄型のパンツ型紙おむつに2回分程度の排尿量を吸収するパンツ型専用の二つ折り尿とりパッドを組み合わせる。
- 本人に自身で尿瓶を当てて排尿してもらい、家族の負担を軽減する。
- 前が大きく開く布製の排泄アウターをつけると、尿器が使いやすくなる。

10 認知症でところかまわず排泄し、尿漏れがある……

　　認知症治療病棟で勤務している看護師です。アルツハイマー型認知症のFさんは82歳・女性、ベッド上で立ち上がったり、急に走り出したりするといった危険認知の低下がありました。グループホームで生活していましたが、不眠、徘徊、暴力行為が現れたため、2年前に当院へ入院しました。意思疎通は可能ですが、発する言葉は単語のみです。普段は「あー」と意味のない大声を上げることが多いです。しかし、昔覚えた歌唱を伴奏つきで歌います。

　　入院当初より、畳に布団を敷いて環境を調整し、所在確認なども再三行いながら安全に配慮してケアを行ってきました。Fさんは、布パンツで下着を汚すことはありませんでしたが、畳の上に放尿したり、廊下の突き当たりや誰もいない食堂の隅にしゃがみ込んで排尿・排便をしたりすることがありました。

　　半年前に転倒して腰椎圧迫骨折を起こし、ADLが徐々に低下するなか、下着を汚すようになったため、パンツ型紙おむつをはくようになりました。現在は、認知症高齢者の日常生活自立度 Ⅲa（「〔日常を中心として〕日常生活に支障をきたすような症状・行動や意志疎通の困難さがときどきみられ、介護を必要とする」）、ADL B1です。日中はパンツ型紙おむつと中パッド1枚で、トイレ使用。夜間はテープ止め紙おむつに大パッド1枚と小パッド1枚を重ねて使用しています。

　　今は車いすの生活となり、起床時、毎食後、10時、14時にトイレ誘導を行いますが、うまく排泄のタイミングが合わずパンツに出て、ズボンを汚すたびに更衣をしています。車いすでは、いつも右下肢を前に脚を組んで座るため右前屈姿勢となっています。そのため、右前にテーブルを置いてクッションで傾きを支えています。夜間臥床時は寝返りを打てますが、おむつ交換時は身体を丸めるため、テープ止め紙おむつを当てにくくなっています。

　　尿意はないようで、トイレに座っていきんでも、排尿がないことが多いです。トイレ誘導のときにぬれた尿とりパッドを交換していますが、排尿量が多く、衣類やシーツまで汚染があるため、再三交換しています。また便意もなく、3〜4日ごとにグリセリン浣腸を使用していますが、トイレに座ると有形便が多量にあります。

　　夜間の排尿量も多く、一度目を覚ますと眠れなくなり、朝まで大声を出し続けるため、なるべく起こさないようにテープ止め紙おむつに大きい尿とりパッドと小さい尿とりパッドを重ねてあてています。しかし、それでも漏れるため、全更衣や布団の交換をしています。Fさんの抵抗が激しく毎日繰り返されるため、職員も疲れてきています。

＊＊＊ **病棟看護師**

排泄記録を3日間つけて、1日の排尿パターンを把握する
↓
排泄できない原因に合わせて、対応を検討する

アセスメント

水分の摂取量を調整し、尿とりパッドがずれないようにする
↓
おむつの吸収状態を確認して、ずれていないかを見直す
↓
重ね使いをやめて、高吸収量の尿とりパッド1枚を使う

ケア

 「おむつフィッター」が教える　アセスメントとケア　（野町清佳）

①排泄記録を3日間つけて、1日の排尿パターンを把握する

　まずは尿失禁の原因や排尿パターンを探るために排泄記録を3日間つけます。排泄記録には、1日の食事量や飲水量、排尿量（尿失禁量）、排便、飲んでいる薬の内容とタイミングなどを書きとめます。

②排泄できない原因に合わせて、対応を検討する

　トイレで排泄できない原因についても考えてみましょう。アルツハイマー型認知症による高次脳機能障害のせいで尿意（便意）がわからないため、排泄とトイレ誘導のタイミングが合っていないだけかもしれません。

　いきんでも尿が出ないのは排尿困難が原因の一つとして考えられますが、腰椎圧迫骨折による神経因性膀胱や便秘も原因となることに注意が必要です。排尿直後に残尿がないかどうかを確認することも大切です。排泄記録をみて、排尿と排便の関係も確認します。

③水分の摂取量を調整し、尿とりパッドがずれないようにする

　排尿量が多いということですが、水分の経口摂取量はどのくらいでしょうか。水分摂取量が極端に多い場合は、摂取量を調整する必要があります。

④おむつの吸収状態を確認して、ずれていないかを見直す

　日中・夜間ともに、尿が漏れたときのアウターやインナーの吸収状態はどうでしょうか。もし尿とりパッドはあまりぬれていないのに、車いすや布団をぬらしているようであれば、日中のパンツ型紙おむつが大き過ぎておむつ内の尿とりパッドがずれてしまい、排尿時に漏れている可能性があります。アウターについては、Fさんの体型にフィットするものであれば、布のホルダーパンツでもよいと思います。

⑤おむつの重ね使いをやめて、高吸収量の尿とりパッド1枚を使う

　夜は尿漏れ予防のために尿とりパッドを2枚重ねて当てていますが、このことが衣類や布団への汚染の原因にもなっていると考えられます。小パッドの下に大パッドを置いても吸収量を増やすことはできませんし、重ねることで鼠径部に隙間ができてしまいます。

　Fさんのおむつ交換では、身体を丸めるせいでおむつが当てづらくなっているということですが、重ねれば重ねるほどなかでずれて横漏れの原因となっていることも考えられます。そのため、高吸収量の尿とりパッド1枚をインナーとして使うことも検討してみてください。

 浜田きよ子先生が伝える　**おむつケアと排泄ケアのエッセンス**

エッセンス1　　生活史などをもとに、安心できるトイレ環境を用意する

　トイレに行ってもうまく排泄できない原因を探るためには、やはり排泄日誌をつけることが重要です。そのうえで、以前は廊下の突き当たりや食堂の隅にしゃがみ込んで排尿、排便をしていたことがあるということですから、アルツハイマー型認知症のためトイレの場所がわからなくなって、探していたのかもしれないとも考えられます。もしそうだとしたら、これまでの生活史などをもとに、安心できるトイレがどのような環境なのかを探ることも一つの方法です。排尿のタイミングがわかり、安心できるトイレ環境にいることで、心地よい排泄につながりやすいからです。

エッセンス2　　自然排便を目指して、水分摂取・食事・姿勢のケアを行う

　排便は3〜4日ごとにグリセリン浣腸で有形便多量とのことですが、できれば浣腸に頼らない排便にしたいものです。水分摂取量や食事内容を見直したり、食事後によい姿勢で便器に座るようにしてもらい、自然排便ができるようにすることで、本人の排泄の負担を大きく軽減することができます。

エッセンス3　　用具を調整して、骨盤が安定する座位姿勢になるようにする

　車いす上ではいつも右下肢を前に脚を組んで座っていて右前屈姿勢となるため、右前にテーブルを置いてクッションで傾きを支えているとありますが、脚を前に組んで座っているのはな

ぜでしょう。車いすやフットレスト、あるいはクッションが、身体に合っていないことも考えられます。

　姿勢は骨盤の安定が重要ですので、車いすの座面、クッション、フットレストなどを調整したいものです。というのも、座位姿勢がつらいと本人の不穏につながりますから、心身が緊張していることも考えられます。それは心地よく排泄できないことにも影響します。

　「夜間の臥床時は寝返りを打てますが、おむつ交換時は身体を丸めるため、テープ止め紙おむつを当てにくくなっています」とありますが、おむつ交換時はどのような声掛けをしているのか、また身体の安定を図るような体位変換ができているのかなどを検討することも重要です。

エッセンス４　サイズを見直して適切なサイズのおむつを着用してもらう

　おむつからの漏れですが、尿とりパッドを重ねて使用しているため、防波堤であるテープ止め紙おむつの立体ギャザーを低くしていて、漏れにつながっているといえます。おむつのサイズが合っているかどうかも検討してください。大きすぎるサイズのおむつを使用しているということも考えられます。

おむつケア・排泄ケアのエッセンス

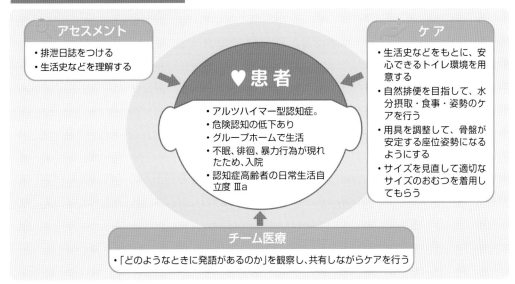

多職種連携へのアプローチ

　コミュニケーションですが、「普段は"あー"という意味のない大声を上げることが多い」とあります。でも、本人にとっては、それは意味があるのかもしれません。つまり、周囲がそのことを「意味がないこと」としか受け止めていないともいえます。「どのようなときに発語があるのか」と考えて観察し、共有することも重要です。「不快を示しているのか」「何かを訴えたいのか」と考えながら観察して、排尿サイン、身体がつらいという訴えというように、発語が意味するものがわかれば、ケアは変わるかもしれません。

　このように言うのは簡単ですが、実際のケアのなかではそう簡単ではないと思います。それでも自分自身のことを考えると、発語が難しくなり、尿意がわからなくなったときに、何かを伝えたくて言葉を発するということは十分に想像できます。そのようなとき、「意味のない言葉」と決められるとつらい気持ちになるでしょう。また、おむつを交換するときの激しい抵抗は「痛い、怖い」という防御なのかもしれません。人のすることには理由がある場合が少なくないからです。今回の事例は、「その人をみる視点」といったことを考えさせられる内容でした。

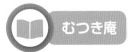 **おむつケアのテクニック** 　　　　　　　　　（平田亮子）

テクニック1　おむつケアではインナー1枚とアウター1枚を組み合わせる

　Fさんは、日中は失敗することがありますが、トイレで排泄しています。夜間は排尿量が多いため、テープ止め紙おむつに尿とりパッドを2枚重ねて使い、布団までぬらしてしまうくらい漏れがあるということです。おむつの重ね使いは排泄アウター内で防波堤の役割をもつ立体ギャザーをつぶしたり、低くしたりしてしまうため、尿漏れの原因となってしまいます。

　排泄インナーと排泄アウターを組み合わせて使うとき、使う人の排尿量に合った排泄インナー（尿とりパッド）1枚に排泄アウター1枚を組み合わせて使うという原則に戻ってケアを行えるかどうか検討しましょう。

テクニック2　高吸収量・高立体ギャザーとインナーに布製ホルダーパンツ

　Fさんは排尿量が多いということですので、排尿量に合った尿とりパッド1枚となると高吸収量の尿とりパッドとの組み合わせが適切です。そして、大きな尿とりパッドもしっかりと固定できる布製ホルダーパンツを組み合わせて使うことで、尿漏れを防げますし、心地よい布のおかげで気持ちよく眠れると思います。布製ホルダーパンツは防水加工されていないため、組み合わせる尿とりパッドは、立体ギャザーの高いものが必須となります。これが大きな尿とりパッドを上手に使うポイントとなります。

　また、布製ホルダーパンツは伸縮性が高くよく伸びるため、丸めた身体にもおむつがフィットしやすいという点でも、Fさんには向いていると思われます。

テクニック3 差込便器を使って腰上げせずに尿・便がとれるようにする

　最後に、Fさんは尿意も便意もないということですが、夜間にテープ止め紙おむつを当てづらくなっていることから、排泄記録をつけて排泄のタイミングを把握したうえで、腰上げせずに尿と便をとれる差込便器を使用することも考えられます。

ケア・アイテムの紹介

患者の状態	主なケアのポイント	主なアイテム
尿漏れがある	・伸縮性・固定力のある布製ホルダーパンツを使う ・布製ホルダーパンツは立体ギャザーのある尿とりパッドなら小さいものから大きいものまで固定できるため、日中は小さめの尿とりパッド、夜間は高吸収量の尿とりパッドを当てるというように使い分けることもできる	ソ・フィット ロングタイプ （画像提供：ニシキ）
	・布製ホルダーパンツには高立体ギャザーのインナーを組み合わせることで、より安心して使うことができる	リフレ® ハイパーシリーズ® スーパープレミアム （画像提供：リブドゥコーポレーション）
		エルモア®いちばん 高吸収透湿パッド （画像提供：カミ商事）
		ネピアテンダー® パッド ぴったりイン800 （画像提供：王子ネピア）
腰上げができない	・差込便器を使って、体力の低下などにより腰上げができない人でも気持ちよく排泄できるようにする ・スリムタイプは股関節が開きにくい人、小柄な人、尿だけとる人などに適している ・ワイドタイプは尿と便、両方の使用に適している	らくらくクリーン スリムタイプ　　ワイドタイプ （画像提供：総合サービス）

医師が教える必須知識

認知症患者の尿失禁

疾患概説

　認知症の尿失禁では、中核症状、神経障害による機能性尿失禁、切迫性尿失禁や合併症・治療薬による尿失禁に、レビー小体型認知症 (dementia with Lewy bodies: DLB) が修飾しています（図）。中核症状による排泄障害に対しては、排泄がうまくできない複数の認知機能障害に対応して、適切なケアを行います。

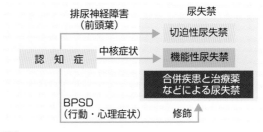

図　認知症における尿失禁

・全般性注意障害：必要な作業の維持・選択の配分ができません。ミスが多く、反応が遅いため、連続した排泄行為のいずれかにミスが起きます。

・遂行機能障害：物事を段取りよく進められないため、排泄行為の段取りができません。

・記憶障害：新しいトイレの場所や使い方が覚えられません。前回の排泄を忘れます。

・地誌的失見当識：よく知っている場所で迷うため、トイレに行くまでに迷います。

・錯視・幻視：トイレに対して恐怖体験をもち、トイレでの排泄を拒否します。特にDLBで多くみられます。

・失行：肢節運動失行のため、細かく円滑な動きができません。下着を下ろせず、陰茎を保持できず、衣服を汚します。また、観念性失行のため、使い慣れた道具が使えず、便器を使えません。

・失認：トイレの場所や失禁がわからないことがあります。

病棟看護師へのアドバイス

　認知症に合併する疾患や既往歴が神経因性膀胱の原因となり、下部尿路症状を引き起こすことがあるので注意します。

　神経因性膀胱とは、排尿にかかわる神経が原因になる尿道・膀胱の機能異常で、中枢性（脳血管障害、パーキンソン症候群、特発性正常圧水頭症など）、脊髄性（脊髄損傷、多発性硬化症、脊柱管狭窄症、椎間板ヘルニアなど）、末梢性（糖尿病神経障害、直腸がん・子宮がんなどの骨盤内腫瘍術後など）があります。

訪問看護師へのアドバイス

　高齢者は脱水になりやすいですが、水分を過剰に摂取しても、脳梗塞や心筋梗塞を予防できません。それどころか、下部尿路症状を悪化させることになります。

　排泄日誌（排尿日誌）を作成し、適正な摂取水分量を計算し、指導します（表）。24時間排尿量がおおよそ20〜25mL/kg（1日の飲水量として体重の2〜2.5%に相当）となるよ

142

表 排泄日誌（排尿日誌）

作成法	得られる情報
●通常は連続３日間の排尿を記録する（1日でも可） ●毎回の排尿を表に記録する ・排尿の時間 ・排尿量 ・尿失禁 ・尿意切迫感 ・尿意のためにトイレに行ったか／その他の動機で用を足したか ・夜間の排尿では尿意による覚醒があったか ●おむつの場合 おむつの重量を測定するが、大まかに、「少量」「中量」「多量」などでもよい。自分で排尿を知らせることをできない例では、1時間ごとにおむつの濡れ具合をチェックして、時刻を記録する。	・排尿回数 ・昼間排尿量 ・夜間排尿量（就寝後から起床時の排尿を含めた夜間の排尿量） ・24時間排尿量 ・最大1回排尿量 ・尿意の信頼性 ・生活上のハンディキャップ ・失禁回数・時間、・間隔・状況 上記から、排尿障害の状態・原因を推定し、対処法・治療法・ケアプランを検討する。

うに飲水指導を行ってください。つまり、1日の排尿総量が体重(kg)×20〜30mL/kgとなるように水分を摂取するようにします。例えば、50kgの患者さんの場合は、50kg×20mL/kg＝1,000mL となります。

なお、多尿は1日排尿量が40mL/kg以上です。

医師に相談するポイントとタイミング

医師は、認知症患者の機能性尿失禁のほかに、排尿困難、頻尿、夜間頻尿、腹圧性尿失禁、切迫性尿失禁、溢流性尿失禁などを修飾している種々の合併症（膀胱炎や前立腺炎といった尿路・性器感染、前立腺肥大症、過活動膀胱、神経因性膀胱など）に起因する疾患を主に治療しています。

症状が悪化する場合は、泌尿器科医に再診を依頼してください。また、神経障害、循環器障害、聴力・視力障害の悪化が考えられる場合は、すみやかにかかりつけ医に相談しましょう。

（市川晋一）

第3章

浜田きよ子先生と「おむつフィッター」がケアの悩みを解く！

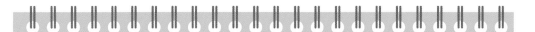

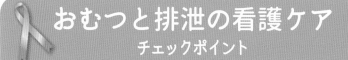

おむつと排泄の看護ケア
チェックポイント

アセスメントとケア

- 尿失禁の原因を探るために、排泄記録を3日間つける。
- 高次脳機能障害、腰椎圧迫骨折による神経因性膀胱や便秘なども含めて、トイレで排泄できない原因について考えながらケアを行う。
- 水分摂取量が極端に多い場合は、摂取量を調整する。
- 体型にフィットするアウターとして、布製ホルダーパンツを検討する。
- 高吸収量の尿とりパッド1枚をインナーとして使う。

ケアのエッセンス

- これまでの生活史などをもとに、安心できるトイレがどのような環境なのかを探る。
- 水分摂取量や食事内容を見直したり、食事後によい姿勢で便器に座るようにしてもらい、自然排便ができるようにする。
- 車いすの座面、クッション、フットレストなどを調整して、骨盤が安定した姿勢にする。
- おむつのサイズが合っているかどうかを検討する。
- 「どのようなときに発語があるのか」を観察して、発語が意味することを考えながらケアを行う。

ケアのテクニック

- 立体ギャザーが高く、吸収量が高い尿とりパッドをアウターに組み合わせる。
- 伸縮性が高い布のホルダーパンツを使い、尿とりパッドを身体にフィットさせる。
- 腰上げせずに尿と便をとれる差込便器を使用する。

11 アルツハイマー型認知症で、ところかまわず放尿する……

ケアの悩みごと

　Aさんは85歳・男性、前立腺肥大症およびアルツハイマー型認知症を発症しており、今回は慢性心不全の増悪で入院しました。入院当初は寝たきりであったためテープ型紙おむつを使用し、看護師がおむつ交換を行っていました。現在は廊下歩行ができるほどADLが向上したため、自宅で使用していたのと同じパンツ型紙おむつと尿とりパッドへと変更しました。今後、自宅退院の方向なのですが、現在自らトイレに行くことも、「トイレに行きたい」と言われることもありません。

　Aさんがそわそわしていたり、おむつを触ったりするときに、タイミングよくトイレへ誘導すると排泄が自立して行えますが、誘導できないときは衣類まで尿漏れをしているか、放尿する行動がみられます。ときどき、「ここがどこだかわからない」と廊下を歩いているAさんをみかけることもあります。

　自宅では、小便器に排尿し、洋式便器に排便するという習慣がありました。入院後、病院では、排尿も排便も洋式便器で行っています。排尿後は、便器の周囲が尿汚染しています。また、ところかまわず徘徊したり、放尿したりすることもあります。

　尿意はありますが、尿漏れがあるため、パンツ型紙おむつ（M）と尿とりパッド（小）を使用しています。尿とりパッドがパンツ型紙おむつからはみ出ていたり、トイレの床に落ちていたりすることもあり、息子の妻が尿とりパッドを適宜当て直していました。ときどきズボンまでの尿漏れがあります。排便は2日に1回程度です。

　近日中に自宅退院となるため、同居している息子に現状を話すと、息子は「入院してから認知症が悪くなっている。場所がわからないし、言ったことを覚えていられない。家では尿漏れやトイレの床を汚すこともあったけど、何とか自分でトイレに行ってくれていたから助かっていた。家に帰ってこんな様子じゃあな……」と在宅でのケアに不安を訴えます。自宅退院に向けて、何かできることはないでしょうか？

＊＊＊　**病棟看護師**

　「おむつフィッター」が教える　アセスメントとケア　（池松智子）

①着脱の流れや漏れの尿量に適したおむつを使用する

　「なぜズボンまでの尿汚染があるのか？」ということから考えましょう。現在、パンツ型紙おむつに尿とりパッドを使用していますが、息子の妻がパンツ型紙おむつから尿とりパッドがはみ出ていたり、トイレの床に落ちていたりすると話しています。尿道口におむつの吸収体が

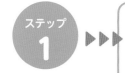

ステップ 1
アセスメント&ケア
（おむつ）

▶▶▶ 着脱の流れや漏れの尿量に適したおむつを使用する
・尿道口におむつの吸収体が十分接しているか確認する
・尿とりパッドなしで使える軽失禁パンツ（布）の使用を検討する

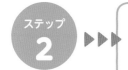

ステップ 2
アセスメント&ケア
（尿汚染）

▶▶▶ 尿汚染の原因を考えてトイレの使い方が伝わるように工夫する
・円背や前立腺肥大症による排尿への影響（排尿困難感）を考慮する
・排尿習慣（洋式／和式トイレの利用法）を把握して排尿指導を行う

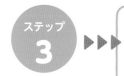

ステップ 3
アセスメント&ケア
（放尿）

▶▶▶ 放尿の原因を考えて徘徊が起こらないようにトイレへ誘導する
・誘導時には非言語的コミュニケーションを十分に行う
・札を下げたり、ライト（電灯）を下げたりして、徘徊を防ぐ

十分接していないことが考えられます。

　そのうえで、おむつについて検討します。Aさんの息子の妻の話から、Aさんが自分でおむつを着脱する際におむつの吸収面が尿道口からずれてしまっていることがわかりました。尿漏れを防ぐには、おむつの吸収体と尿道口が接していることがポイントとなります。Aさんがパンツ型紙おむつを着脱するときの流れや、漏れの尿量を確認して、着脱の流れや漏れの尿量に適したおむつを使用することが大切です。

　例えば、漏れの尿量が少なければ、股間に吸収体が縫いつけられた、尿とりパッドなしで使える軽失禁パンツ（布）を使用することも検討しましょう。また、尿とりパッドがあることでかえって折れたりずれたりするのであれば、パンツ型紙おむつ単体での使用にするなどの方法を検討してみてはいかがでしょうか。

②尿汚染の原因を考えてトイレの使い方が伝わるように工夫する

　「なぜ排尿後に床の尿汚染があるのか？」ということについても考えましょう。Aさんは、排尿を立位で行う習慣があります。年齢を重ねると徐々に背中が丸くなり、円背が現れることがあります。円背での排尿では、尿道口と小便器までの距離が長くなったり、腹圧がかけにくい可能性があります。また、もともとある前立腺肥大症の影響と重なり、尿の勢いが弱く、尿が散らばったことが床の尿汚染につながったと考えられます。排尿困難感（前立腺肥大症）に

ついて、あらためて病院に受診することを検討してもいいかもしれません。

　そのうえで、Aさんの排尿習慣のことも考えてみましょう。病院では洋式便器を使用しているということですが、病院での洋式トイレを使用した排尿にはなじみがないということも考えられます。あるいは、住み慣れた自宅では小便器に排尿していたため、洋式便器は排便をするところだと身体が覚えていて、排尿の態勢をとるのが難しいのかもしれません。もしそうであるとするならば、Aさんを誘導する際には、トイレの使い方が伝わるように工夫しましょう（図1）。また入院中は、病院の洋式便器でうまく排尿できるように、説明することも有効でしょう。

③放尿の原因を考えて徘徊が起こらないようにトイレへ誘導する

　「なぜ放尿をしてしまうのか？」について、考えましょう。アルツハイマー型認知症には中核症状（記憶障害・見当識障害・実行機能障害）が出現するため、慣れない病院という環境で「ナースコールが認識できない」「トイレの場所がわからない」「トイレの使い方がわからない」など、さまざまな混乱をきたしている可能性があります[1]。

　そのうえで、生活環境の検討をしていきます。アルツハイマー型認知症の中期になると、言語理解の低下や感覚性失語（話すことができても、言葉の理解が難しい）から語彙はさらに低下し、流暢なようでも言い間違いや途切れなどが起こってくるため、病気の進行に合わせた非言語的コミュニケーション（視線、うなずき、ジェスチャー、声の調子など）が重要になります[2]。

　Aさんはトイレに行きたいと言葉にすることもできず、またトイレの場所を記憶しておくこともできないのかもしれません。そうであれば、表示内容や方法に工夫をしてトイレの場所がわかりやすくなるようにするとよいかもしれません。「トイレ」「便所」「ご不浄」などの文字を大きく書き、立体的に札を下げたり、トイレにライト（電灯）を下げたりするなどの工夫を行います[3]（図2）。トイレに行きたくなり、徘徊という行動をとったときにトイレがわかれば、我慢できずに尿漏れをしてしまったり、どこかで放尿してしまったりするといった行動にはならないかもしれません。

　また、Aさんの「トイレに行けば、トイレで排泄ができる」という部分に焦点を当て、具体的に「いつ」「どのように」援助の介入をしたら「できること」が増えるのかを考えながら、

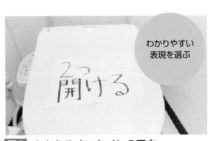

図1 わかりやすいトイレの工夫
（洋式便器の使い方）

わかりやすい
表現を選ぶ

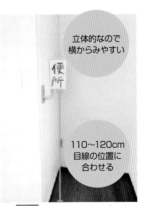

立体的なので
横からみやすい

110〜120cm
目線の位置に
合わせる

図2 わかりやすいトイレの工夫
（トイレの場所の伝え方）

第3章

浜田きよ子先生と「おむつフィッター」がケアの悩みを解く！

POINT

新人看護師へのアドバイス

　認知症の人にとって、環境の変化は大きなストレスになることが多く、症状の悪化を招くこともあります。入院をしたことがきっかけで徘徊や放尿がみられるようになったことも考えて、環境を整えるようにしましょう。また、認知機能が低下していても感情面は敏感だといわれています。「できること」が増えても記憶としては残らないかもしれませんが、心理的に安定、安心した生活を送ることにつながるのではないでしょうか。

　排泄パターンを把握し、援助方法を検討します。それにより、放尿がなくなったり、尿漏れの回数も減ったりする可能性があります。利尿薬を内服しているため頻尿となり、トイレに行っても間に合わずに放尿や尿漏れが生じているという可能性も視野に入れて、排尿誘導のタイミングを考えてみましょう。

 浜田きよ子先生が伝える　おむつケアと排泄ケアのエッセンス

エッセンス1　アセスメントの内容を伝えて家族の退院への理解を得る

　アルツハイマー型認知症と慢性心不全を抱えたAさんが退院して自宅で暮らすためには、入院中の状態について丁寧なアセスメントが必要です。入院当初は寝たきりの状態だったAさんですが、歩けるまでに回復したとあります。Aさんは退院できる状態になったとはいえ、慢性心不全の状態にあることでしょう。軽症の慢性心不全と重症の慢性心不全では、運動量や水分制限の有無などが異なります。そして排泄は運動量や水分制限から影響を受けるため、心不全の状態や適切な運動量、水分摂取について家族に理解してもらう必要があります。

エッセンス2　排尿間隔や膀胱の状態だけでなく残尿の有無も把握する

　Aさんの現状を考察すると、現在のAさんは「トイレに行きたい」と自分から言うことはないようです。しかし、Aさんがそわそわしたり、おむつを触ったりしたときにトイレへ誘導できれば排泄が自立するそうです。Aさんはアルツハイマー型認知症のため、尿意がわからなくなっているとも想像できますし、尿意はあっても起き上がるのがつらくて、あるいは面倒で、そのままの状態で寝ているということも考えられます。そのことが、衣類まで尿漏れすることにつながっていると考えられます。

　病院では退院まで排尿チャートをしっかりとつけて、Aさんの排尿間隔や膀胱の状態を把握することが重要です。Aさんには前立腺肥大症もあるため、特に残尿の有無を把握しておくことが必要です。自宅ではなかなか排尿チャートをつけられないでしょうから、ぜひとも退院までに行いたいものです。

エッセンス3 排泄するうえで難しいことは何なのかということを探る

　また、Aさんはときどき自分で廊下を歩いて放尿しているということです。その対策として、「トイレ」と目立つようにサインをつけることは重要です。ただ、放尿の原因を「トイレがわからないから」ということだけに限定せず、その他の可能性を探ることも必要ではないでしょうか。

　アルツハイマー型認知症を抱えた人がトイレでうまく排泄できない原因は、いろいろあります。トイレの場所がわからないことも原因の一つですが、**図2**のようなハンドルがついたドアのあるトイレであれば、ドアの扱い方がわからなくてトイレに入れないという可能性も考えられます。トイレに入ったけれども、「トイレとは思えない」、あるいは「トイレをどう使えばよいのかわからない」ため、排泄せずにそのままトイレから出てくるということも考えられます。自宅では自立していたということですから、病院のトイレがどのようになっていて、Aさんが排泄するうえで難しいことは何なのかということを、さらに探る必要があります。

エッセンス4 「いつものように排泄できない」ことで混乱しないようにする

　家では床を汚すことがあったということですが、おむつ類も的確に扱う必要があります。排泄記録で排尿のタイミングが把握できて、尿失禁量が少ない場合は失禁パンツでよいのですが、失禁パンツにもさまざまな種類があります。Aさんのこれまでの下着の利用状況や排尿方法を把握し、そのうえで失禁パンツを選ぶことが大切です。例えば、Aさんがトランクスを履いていて、トランクスの横開きから陰茎を出して排尿していたとすれば、そのように排尿することもできる失禁パンツを選択しましょう。排泄は身体が覚えている行為ですから、アルツハイマー型認知症を抱えた人は「いつものように排泄できない」ということで混乱することが少なくありません。

　床が汚れるのを防ぐということについては、立つ位置を示す足形のイラストを描くことで便器に近づけたところ、結果として汚染が減ったという例もあります。また立位姿勢を保つ手すりをつけたところ、前に近づいて排尿することができるようになり、結果として床が汚れなくなったという例もありました。

おむつケア・排泄ケアのエッセンス

家族説明
- アセスメントの内容を伝えて家族の退院への理解を得る
- 心不全の状態や適切な運動量、水分摂取を家族に理解してもらう

アセスメント
- 排泄記録をつけて、排尿間隔、膀胱の状態、残尿の有無などを把握する
- 排泄時に難しいことは何かを把握する

 ♥ **患 者**
- アルツハイマー型認知症
- 慢性心不全
- 前立腺肥大症
- 近日中に自宅退院
- 家族が在宅でのケアに不安

ケア
- 「トイレ」と目立つようにサインをつける・過去の下着の利用状況や排尿方法に適した失禁パンツを選ぶ
- 混乱しないように接する
- 床が汚れるのを防ぐ工夫をする

チーム医療
- 退院前に病院内で排泄記録を作成する
- 適切な排泄用品を提案する　・便器を使いやすくする工夫を伝える

患者理解
- 汚染や放尿の原因として考えられるさまざまな可能性を考える
- アルツハイマー型認知症を抱えた人がトイレでうまく排泄できない原因はさまざまある（場所、ドアの扱い方、トイレの使い方など）
- 「いつものように排泄できない」ことが原因で混乱することがある

POINT

 多職種連携へのアプローチ

　この事例のように、周囲の人は放尿されれば困りますが、本人も排泄すべき場所を探して困っているのです。トイレの様子は、この50年間で大きく変化しました。若い人にとっては現在の状況が当たり前でも、患者さんにはトイレとは思えないトイレなのかもしれません。

　以前はどのようなトイレだったか、どんな場所にあったかといった内容を家族や年長者から聞き取ることは大きなヒントになり得ます。「人のすることには理由がある」ということを肝に銘じて、本人が安心できるトイレ環境にすることが重要です。うまくできなかったからといって叱責するのではなく、できたときには一緒に喜ぶことも大切です。言うまでもなく、排泄記録のアセスメントや適切なおむつ類の選択も忘れないようにしましょう。

むつき庵 **おむつケアのテクニック** （平田亮子）

テクニック1 使い慣れたタイプのパンツを選んでかつての振る舞いを取り戻す

　繰り返しになりますが、まずは排尿チャートを活用して、Aさんの排尿のタイミングや排尿量などを把握し、トイレ誘導のタイミングがわかるようにしましょう。トイレ誘導により尿失禁が軽減するようであれば、Aさんには吸収体が股の部分に施されている布製の軽失禁パンツで過ごしてもらえるかもしれません。

　その際には、Aさんがこれまでどのような下着をはいていたか、トランクス型なのか、ブリーフ型なのか、ボクサー型なのかを確認しましょう。それまでAさんが使い慣れていたのと同じようなタイプの軽失禁パンツを選ぶことで、Aさんがかつての振る舞いを取り戻せる可能性があります。

ケア・アイテムの紹介

患者の状態	主なケアのポイント	主なアイテム
尿汚染・放尿がある	・普通のブリーフに吸水層をプラスした布製の軽失禁パンツを選ぶ	安心パンツ ブリーフ50 （男性用） （画像提供：ニシキ）
	・普通のトランクスに吸水層をプラスした布製の軽失禁パンツを選ぶ	安心パンツ トランクス80 （男性用） （画像提供：ニシキ）
	・伸縮性のあるニット素材の布製のトランクスパンツを選ぶ	安心パンツ ニット トランクス100 （男性用） （画像提供：ニシキ）
	・においと漏れをしっかり抑えるボクサーパンツを選ぶ	NEWフィフティー ボクサーパンツ 50cc（紳士用） （画像提供：渡嘉毛織）
家族にケアの負担がかかる	・紙製のおむつを用いて洗濯の負担軽減を図る ・前開き機能がついているおむつを使うことで排泄の自立につなげる	ライフリー すっきりスタイル® パンツ 男性用 （画像提供：ユニ・チャーム）

第3章

浜田きよ子先生と「おむつフィッター」がケアの悩みを解く！

　布製の排泄アウターは繰り返し洗って使えるという利点がありますが、洗濯の負担が増えます。その一方で、紙製のおむつは洗う手間を省けるため、家族の負担が軽減します。男性用のパンツ型紙おむつのなかには、前部分が横に切り開けるものもあり、その部分から陰茎を出して、トイレなどで排尿することもできます。

　おむつの選択はAさんの排尿動作に影響するため、布製、紙製のどちらを選ぶにしても、Aさんの排尿のスタイルに合った製品を選ぶことで、Aさんはもちろん家族も安心して暮らせるのではないでしょうか。

引用・参考文献
1）正田弘、失禁・不潔行為・排泄物を処理できない. Nursing today. 25（7）, 2010, 38-40.
2）山本由子. 認知症者の回想法・ライフレビュー. エキスパートナース. 32(8), 2016, 58.
3）六角僚子. 認知症の中核症状の理解とケア. 看護技術. 58(6), 2012, 12.

医師が教える必須知識

アルツハイマー型認知症

疾患概説

　認知症の行動・心理症状(behavioral and psychological symptoms of dementia：BPSD)による排泄異常は、認知機能障害を基盤に、身体的・環境的・心理的要因により出現します。そのため、患者・介護者への治療とケアが切実に求められます。

　深い知識にもとづいて多くの要因をアセスメントし、問題に1つずつ対処して、解決する。BPSDによる排尿障害として、以下の症状や排泄にかかわる行動がみられます。

・活動亢進がかかわる症状：焦燥的興奮、易刺激性、脱抑制、異常行動、さらに周囲の不適切な対応により、攻撃性、焦燥性興奮が加わります。尿意を頻回に訴えたり、トイレを探し歩いたり（徘徊）、排泄介助を嫌がったり（抵抗）します。脱抑制により相手や周囲の状況に適した行動がとれず、どこでも排泄します。

・精神病様症状：幻覚・妄想・夜間異常行動により、夜間は頻回にトイレに行きます。

・感情障害がかかわる症状：不安やうつ状態があり、依存的で、自らトイレに行こうとせず、排泄介助を求めます。

・アパシーがかかわる症状：自発性や意欲の低下が起こります。おむつやトイレットペーパーなどを異食します。

病棟看護師へのアドバイス

　認知症の患者さんには、排尿誘導が重要です。看護師は多忙で、入院期間も短いですが、多職種でチームを組んで、アセスメントを行い、情報共有し、排尿自立に向けた援助と退院

支援を行えば、患者・家族は惨めな思いをせずに済みます。

　図は、頻回に尿意を訴えるせん妄状態のアルツハイマー型認知症（Alzheimer's disease：AD）の患者さんに対して、回診して気をそらせて、できるだけ1人にせず見守ったところ、状態が落ち着いた事例です。医師は、看護師にケアのすべてを任せがちですが、協力して患者さんに深い関心を寄せることが重要であると考えています。

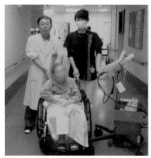

図　アルツハイマー型認知症と回診

訪問看護師へのアドバイス

　排尿誘導を家族に指導します。患者さんに失認などがあり尿意を訴えないようであれば、尿意の表出を見逃さないようにしてください。個人の生活習慣に合わせて誘導すると同時に、排尿誘導の習慣化が重要です。排尿パターンを知ってタイミングよく誘いましょう。自尊心を傷つけないよう、声掛けをしてください。状況により反応が違うこともあるので、反応に合わせて根気よく行います。排尿行動に対しては、急がさず、テンポに合わせて、さり気なく介助してください。

医師に相談するポイントとタイミング

　高齢者は肝・腎機能低下、多剤併用により、薬剤が認知機能の低下に影響している可能性があります。そのため、複数の医療機関からのお薬手帳などをすべて把握し、かかりつけ医へ報告します。

　薬剤による認知機能の低下（表）は、徐々に発症する場合は気付かれないこともあります。しかし、せん妄などの急性・亜急性に発症した場合は、薬剤が最近になって新たに処方されたか、増量されたか、変更されたか、または多剤と相互作用があったかなどについて考えます。

表　認知症機能低下を誘発しやすい薬剤

抗精神病薬	クエチアピン、クロルプロマジン
抗うつ薬	三環系抗うつ薬、アミトリプチリン、イミプラミン
抗てんかん薬	フェノバルビタール、フェニトイン
睡眠薬	トリアゾラム、フルニトラゼパム
抗パーキンソン病薬	トリヘキシフェニジル、ビペリデン
循環器病薬	ジギタリス、リドカイン
抗ウイルス薬	アシクロビル
過活動膀胱治療薬	抗コリン薬（オキシブチニン）
消化器病薬	H_2受容体拮抗薬、抗コリン薬（ブトロピウム）
呼吸器病薬	アミノフィリン、コデインリン
抗ヒスタミン薬	イプラトロピウム
鎮痛薬	オピオイド、NSAIDs、プレガバリン

（市川晋一）

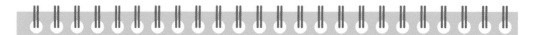

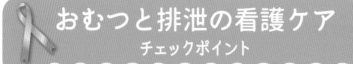

おむつと排泄の看護ケア
チェックポイント

**アセスメント
とケア**

- パンツ型紙おむつを着脱するときの流れや、漏れの尿量を確認して、着脱の流れや漏れの尿量に適したおむつを使用する。
- 病気の進行に合わせた非言語的コミュニケーション（視線、うなずき、ジェスチャー、声の調子など）をとる。
- トイレの使い方が伝わるように工夫する。
- トイレの場所がわかりやすくなるように工夫する。
- 排泄記録をつけて排尿パターンを知り、1日の生活に合った排尿誘導を行う。

**ケアの
エッセンス**

- 尿意はあっても起き上がるのがつらかったり、面倒だったりして、そのままの状態で寝ているということも考える。
- 前立腺肥大症もあるため、残尿の有無を把握しておく。
- ハンドルがついたドアがあるトイレであれば、ドアの扱い方がわからなくてトイレに入れないという可能性も考える。
- 排泄するうえで難しいことは何なのかということをさらに探る。
- これまでの下着の利用状況や排尿方法を把握し、そのうえで失禁パンツを選ぶ。

**ケアの
テクニック**

- トイレ誘導により尿失禁が軽減するようであれば、吸収体が股の部分に施されている布製の軽失禁パンツで過ごせる可能性がある。
- それまで使っていたのと同じようなタイプの軽失禁パンツを選ぶことで、かつての振る舞いを取り戻せる可能性がある。
- 布製のおむつは繰り返し洗って使えるが、洗濯の負担が増える。
- 紙製のおむつは洗う手間を省けるため、家族の負担が軽減する。

12 周囲の人におむつの当て方を理解してもらえない……

　Hさんは、70歳・男性。神経難病である進行性核上性麻痺の発病から8年が経過し、寝たきりの状態で、自力での体動なく、日常生活全般で全介助が必要な状態です。筋硬直あり、拘縮・変形が強く、るい痩もみられます。誤嚥を繰り返すため、胃瘻を造設し経管栄養を注入中ですが、家族面会時に少量のゼリー、プリンなどを口にすることもあります。Hさんはおむつからの尿漏れが頻繁にあり、寝衣やシーツまで汚染し、何度も交換しなければならないため、看護師も困っています。特に夜勤では、看護師の人数も少なく、シーツまで交換するのは大変だということもあり、尿漏れが生じると尿とりパッドの枚数が増えてしまい、なかにはアウターの重ね当てをする人までいます。

　おむつで異様に膨らんだお尻まわりを何とかしたいと思い適切なおむつの当て方を学んできたので、勉強会を開いて周囲に伝えようとするのですが、先輩の看護師からは「ここの患者さんたちは拘縮や変形もあるし、そんな当て方では漏れてしまいます。このやり方でないと無理です」と言われ、後輩の看護師からは「理屈はわかりますが、漏れたら困ります。ここでは決まったとおりにしかできません」と言われてしまい、学んできたことを受け入れてもらえません。適切なおむつの当て方を周囲の人たちから理解してもらい、Hさんだけでなく病棟全体でおむつの当て方を見直して、改善していきたいのですが……。

　当院は神経難病患者を中心とした50床の神経内科病棟。90%以上の患者さんがおむつを着用しており、10時、13時、16時、20時、1時、6時と、汚染時には随時おむつ交換をしています（20時、1時、6時は夜勤でのおむつ交換）。排泄ケアにかかわる看護師は25人、2交代勤務で2人夜勤です。

＊＊＊　**病棟看護師**

「おむつフィッター」が教える　**アセスメントとケア**　　（茨木素景子）

①正しい知識を共有するために周囲の人に働きかける

　まずは、実際に経験した事例を紹介します。適切なおむつの使用をするためには正しい知識を共有することが必要であるため、おむつ交換やカンファレンスの時間などにその場にいる人に繰り返し何度も説明しました。しかし、知識としては理解できても、「当て方を変えて漏れたら大変」という思いが強く、なかなか実践に結びつきませんでした。

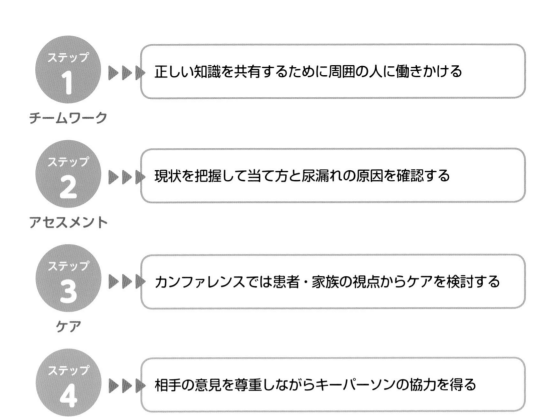

ステップ **1** チームワーク ▶▶▶ 正しい知識を共有するために周囲の人に働きかける

ステップ **2** アセスメント ▶▶▶ 現状を把握して当て方と尿漏れの原因を確認する

ステップ **3** ケア ▶▶▶ カンファレンスでは患者・家族の視点からケアを検討する

ステップ **4** マネジメント ▶▶▶ 相手の意見を尊重しながらキーパーソンの協力を得る

　そこで、経験が豊かで発言力もある先輩の看護師がキーパーソンであると考え、「夜勤帯でのシーツ交換を減らすにはどうすればよいか」と教えてもらう姿勢で相談しました。結果として、正しいと思うことを押し付けるのではなく、やってもよいと思ってもらうことで協力を得ることができ、スタッフの受け入れも進みました。

②現状を把握して当て方と尿漏れの原因を確認する

　知識の周知を図るとともにHさんの現状を把握し、アセスメントする必要があります。Hさんの排泄の状態、尿漏れの実際を把握するために3日間の排尿チャートをつけ、その後は尿漏れがあったときのみ、尿漏れチェックリストにおむつの当て方と尿漏れの状態、考えられる原因について記載していきました（表1）。

表1 尿漏れが考えられる主な原因

・アウターのサイズが合っていない（大きい／小さい）	・拘縮・変形・痩せのため、鼠径部に隙間ができている
・排尿量が吸収量より多い	・ギャザーがつぶれて隙間ができている
・装着時間が長過ぎる	・患者さんが陰部を触る
・アウターとインナーの組み合わせが不適切	・患者さんの動きが激しく、おむつがずれている
・アウターからインナーがはみ出している	・患者さんの姿勢・体位（仰臥位・側臥位）
・多重当て、重ね当てにより隙間ができている	・多量の水様便

表2	おむつの不適切な使用による主な弊害	
・不快		・座位がとりにくい・姿勢を崩す
・スキントラブル		・におい
・褥瘡リスクが増す		・尊厳を損なう
・動きにくい（寝返りもしにくい）		

　尿漏れが3回続くと、排泄カンファレンスをもっておむつの当て方を検討するうちに、「重ね当ては隙間をつくり尿漏れの原因になる」という考えが浸透し、アウター1枚＋インナー1枚のおむつの当て方が受け入れられていきました。

③カンファレンスでは患者・家族の視点からケアを検討する

　カンファレンスのときに、自分や自分の家族だったら重ね当てをどう思うかと聞いたり、おむつ代の負担が減り、お尻まわりがすっきりして喜んでいたHさんの家族の言葉なども意識して話したりしました。おむつの不適切な使用による弊害（表2）と適切な使用で得られることを理解してもらい、ケアされる側とケアする側が求めているものは同じだとわかってもらえると、適切な排泄ケアも受け入れられやすいと思います。

　Hさんの排泄ケアを見直したことで、ほかの患者さんも同じように排泄チャートや尿漏れチェック表を用いて排泄カンファレンスを行うようになり、ケアを改善することができました。適切なパッドを適切に使用することで午前1時のおむつ交換をなくすなど、病棟全体の排泄ケアの見直しも進みました。

④相手の意見を尊重しながらキーパーソンの協力を得る

　病棟全体で受け入れられるには、キーパーソンの協力を得ることがポイントとなります。前述した事例では、実行力のある先輩看護師がキーパーソンでしたが、コスト面から考えるときなど、最終的に決定権を持つ人を選択するのもよいと思います。

　正しいおむつの当て方を受け入れ、それを継続していくには、説得するのではなく、納得してもらうことがポイントになります。相手の価値観を否定せずに尊重し、同じ目標をつくり、同じ目線で自分事として感じてもらえるようにすることが大切です。

POINT

 新人看護師へのアドバイス

　おむつの当て方を見直すには、周りの人に納得してもらうことが大切です。正しい知識をスタッフと共有するためには、周りの人に働きかけることから始めるのがよいでしょう。また、先輩看護師やコスト管理上の決定権をもつキーパーソンに相談するのもよいでしょう。

浜田きよ子先生が伝える おむつケアと排泄ケアのエッセンス

エッセンス1 排泄ケアの見直しの多くは尿漏れや便漏れから始まる

　今回は1人の患者さんのことだけではなく、病棟全体で適切な排泄ケアやおむつに関心をもち、そしてケアを変えていくにはどうしたらよいかという事例です。排泄ケアを変えたいという場合に、「おむつから尿や便が漏れて困っている」という事例は大きなきっかけになります。病棟看護師のほとんどがそのことで困っているからです。

　Hさんは進行性核上性麻痺のため、自力での体動もありません。Hさんの状態が全介助であり、自分では手足も動かしにくいとすれば、**表1**にある尿漏れの原因にある「患者さんが陰部を触る」というのは原因から除外できます。つまり、Hさんのおむつからの尿漏れはおむつの選択と当て方の結果といえます。

エッセンス2 排尿チャートの記録では尿漏れ時の体位にも気を付ける

　おむつからの尿漏れへの対応としては、排尿の時間、排尿量を把握するための排尿チャートをつけることがまず必要です。それによりおむつ交換のタイミングが把握でき、使用する尿とりパッドが適切に選べます。そのなかに、「尿漏れがあったときはどのような体位か」について、左側臥位あるいは仰臥位などと記入すれば、おむつのなかでの尿の流れ方や尿漏れ、姿勢の関係を把握しやすくなります。一般に、側臥位は尿の流れ方などから考えて、尿漏れしやすくなります。

　排尿チャートを3日間記録することにより排尿のタイミングが把握できれば、おむつ交換のタイミングがわかります。これにより臀部の皮膚の状態がよりよくなるはずです。何よりも、排尿量が把握できれば、適切な尿とりパッドを選択できます。

エッセンス3 「心地よい身体」という視点をチームで共有する

　進行性核上性麻痺という神経難病を抱えてコミュニケーションも難しいHさんに対して、「心地よい身体」という視点で向き合うことをチームで共有することはできないでしょうか。Hさんは「筋硬直があり、拘縮、変形が強く、るい痩もみられる」とあります。そのHさんのお尻まわりに何枚もおむつが当たっていたら、腰が反り返ってつらいのではないでしょうか。Hさんが表情でしか気持ちを表せない状態なのだとしたら、つらい状態が軽減するような方法としておむつを見直すことは重要です。また、かかわる人たち全員で適切なポジショニングや圧抜きを実行するように決めていくことも必要です。

　おむつ以外の方法として、コンドーム型収尿器や装着式収尿器を使うかどうかを検討するのも一法です。ただ、陰茎が短すぎると、使えない場合があります。装着式収尿器を使う場合は、それをしっかり固定できるパンツ類との組み合わせが重要となります。

おむつケア・排泄ケアのエッセンス

アセスメント
- 排尿チャートで排尿のタイミング・排尿量を把握する
- 尿漏れ時の体位にも気を付ける

ケア
- 排泄ケアの見直しの多くは尿漏れや便漏れから始まる

 ♥患者
- 進行性核上性麻痺
- 手足も動かしにくく全介助

チーム医療
- 「心地よい身体」という視点をチームで共有する
- 「押し付けずに、やってもよいと思ってもらえること」を伝える

POINT

📣 **多職種連携へのアプローチ**

　寝たきりの状態となった神経難病の患者さんにかかわるとき、まず配慮すべきことは姿勢管理です。体幹の固縮、嚥下障害などが起こりやすいため、適切なマットレス、ポジショニング、圧抜き、そしておむつや排泄用具を見直していくことが重要です。おむつは姿勢に影響を与えますが、それ以上に臀部の快適さは患者さんにとって大切なことだからです。

　「痛みやつらさを抱えた人にどう向き合っていくのか」と考え、ケアを行うなかで気付いたことは、おむつからの尿漏れを解消するきっかけになり得ます。その意味でも、排泄ケアは患者さんの状態を変化させる重要なかかわりなのです。

　周囲を巻き込んでいくためには、「押し付けずに、やってもよいと思ってもらえること」を伝えることがケアを変えていくうえでの大きなポイントになります。私の友人の看護師は病棟での排泄ケアを変えるために、相手の行っていることを否定しないで「"このような方法があるらしい"と言って試してもらった」と言っていました。友人の場合は、その結果、おむつからの尿漏れがなかったため、小さな勉強会を開くことができて、病棟が変わっていったそうです。

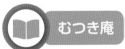 **おむつケアのテクニック** （平田亮子）

テクニック 1　排泄、身体、生活などをみながら排泄用具を選ぶ

　「尿漏れが起これば、即おむつ」ではなく、排泄状況、身体状況、生活環境などをみながら、その人に合った排泄用具を選ぶことが重要です。おむつは皮膚に最も近い排泄用具です。使う人のスキンケア、姿勢、あるいは尊厳などにかかわります。そのため、使う人にとって本当におむつが必要なのかを見極め、必要なのであれば、適切な選択、使用法を検討することが何よ

りも重要です。

テクニック2 　男性用収尿器・レッグバッグ・レシーバーを組み合わせて使う

　おむつ以外にも、男性用収尿器などの利用を検討しましょう。ケアをされる人、ケアをする人にとって、おむつ交換によるケアの負担が大きい場合、コンドーム型収尿器と組み合わせて使えるレッグバッグ（外部蓄尿袋）は、1日1回の交換で済みますし、夜間のトイレ移動などによる転倒のリスクを軽減することもできます。そのため、ケアをされる人、ケアをする人のどちらにも安心と安眠をもたらします。

　装着式の男性用収尿器は、陰茎をシリコン製のレシーバーに差し込みますが、皮膚に密着しないので心地よく肌に優しいと言えます。集尿タンクがついているので、排尿量が多い人でも対応できますし、介護する人の負担軽減にもつながります。

　このレシーバーをしっかりと固定するのに向いているのが、布製ホルダーパンツです。ウエストまたは前身頃のベルトによりベッド上でも尿とりパッドの交換がしやすく、固定力があるため、尿とりパッドやレシーバーもしっかりと固定することができます。

テクニック3 　体位変換では褥瘡予防にも配慮して圧抜きを行う

　おむつの不適切な使用により姿勢を崩すと、寝返りなどで身体の動きを阻害してしまうことがあります。このことからも、その人に合ったおむつを適切に選択して使うことはとても重要です。特に身体を自分で動かせない人は、ケアをする人が体位変換などを行う必要があります。

　また、褥瘡の予防には圧抜きが欠かせません。そのようなときに重宝するのが、ポジショニング用クッションや圧抜き用のグローブです。さまざまなメーカーから販売されており、使い捨てタイプのグローブもあります。身近に置いて、ケアを受ける人が気持ちよく過ごせる状況をつくることが大切です。

ケア・アイテムの紹介

患者の状態	主なケアのポイント	主なアイテム
尿漏れがある	・よれを生じさせず、尿道口を塞がないことで、尿漏れを防ぐ ・ラテックスフリーで肌に優しいケアを行う	コンビーン® オプティマ コンドーム型 収尿器 （画像提供：コロプラスト）
	・ねじれに強く、予期しない漏れを防ぐ ・装着時は陰毛が収尿器に巻き込まれないように、陰毛を短くカットする ・陰茎が2cm以下の場合は適合しないため、注意する	コンビーン® セキュアー 外部蓄尿袋 レッグバッグ （画像提供：コロプラスト）
	・仰臥位で使える男性用収尿器を利用する ・シリコンでできたレシーバーがやわらかく軽量であり、心地よい装着感があるため、快適な睡眠を確保できる ・チューブの先に大容量のタンクが付いていると、こまめに捨てに行く必要がなく、ケアの軽減につながる ・使用時には、尿が上から下に流れるように、15cm以上の高低差が必要となる	ダンディユリナー® （画像提供：朝日産業）
	・伸縮性・固定力に優れているため、尿とりパッドや収尿器などをしっかりと固定することができる ・紙のテープ止めタイプのように、寝たままで広げて尿とりパッドを交換することもできる ・パンツ型紙おむつのように、上げ下げすることもできる	ソ・フィットガード オープンスタイル （男性用） （画像提供：ニシキ）
おむつの使用が不適切で姿勢が崩れる	・洗濯可能な素材で快適・安全なベッド環境をつくる ・身体に長時間触れるものであるため、通気性や吸湿性に優れたものを選ぶ ・蒸れを防ぎ、ケアされる人の緊張をほぐし、気持ちよく過ごせるようにする	ロンボポジショニングクッション （画像提供：ラックヘルスケア）
	・体位変換やマットレス上での移動を楽にする ・皮膚のずれや摩擦を軽減する ・寝返りなどの体位変換を行うときに使う ・圧抜きや引きずらない介助を行う	移座えもん® グローブ （背抜き・ 圧抜き介助用） （画像提供：モリトー）
		ハーティーグローブ® （画像提供：タイカ）

チーム医療のマネジメント

排尿ケアチームによる排尿自立指導

急性期病院では尿道留置カテーテル（いわゆるバルーン）が挿入されることが多くみられます。病状が安定すれば、留置状態のままで慢性期病院に転院してこられます。定期的にバルーンを交換することが、適切な尿路管理と思っていませんか。入れたものは抜くのが当たり前のはずですが、「なぜ入れているのか」「なぜ抜けないのか」という視点が欠けていたのです。このため、長期尿道留置カテーテル症例が多くなっていきました。そこで、平成28年度診療報酬改定で「排尿自立指導料」が新設され、令和2年度診療報酬改定で見直されました（**第1章1 コラム2〈「排尿自立指導料の見直し」の概要〉**参照）。入院患者さんの尿道留置カテーテルを抜去すれば加算される指導料です。

病棟看護師へのアドバイス

排便はブリストルスケール（図1）で評価します。おむつへの排尿量を記載するに場合"g"、尿瓶やトイレでの排尿量は"mL"で記録に記載しています。寝具汚染があった際、複数枚のおむつを当てていませんか。その際、推定の汚染時間・体位・使用したおむつと交換した担当者の記録が必要です。

おむつケアのスキルアップには、勉強会（図2）が必要です。おむつへの排泄体験により、おむつの枚数が増えるほど体動が制限されること、排泄（特に排便）が非常に不快で痒みなどの皮膚症状が出現することなどを学びます。

排尿自立指導料により、バルーンカテーテルを定期的に交換することだけでなく、抜去できないか否かを考えることも仕事となりました。

訪問看護師へのアドバイス

施設のスタッフにどのような排泄管理をしているかを尋ねると、「当施設では1日〇〇回おむつ交換をしています」と胸を張って答える人がいます。おむつを定期的に交換することが仕事で、その回数を問題視しているのです。

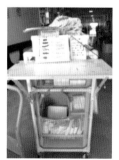

図1　おむつ交換台
ブリストルスケールを貼り付けている。

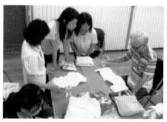

図2　おむつの勉強会
おむつを当てながら、吸水の実験中。

施設の入所者が在宅移行できない理由は「排泄が自立していないため」が最も多いことから、平成30年度介護報酬改定より「排せつ支援加算」が新設されました。排泄自立するまでの介護負担は増加しますが、利用者とスタッフがトイレで排泄できる喜びを共有することがよりよい介護につながります。

医師に相談するポイントとタイミング

当院における排尿自立指導の結果を紹介します。2017年に80例で抜去し67例が再挿入不要、2018年に84例で抜去し71例が再挿入不要となりました。

80 ～ 90％の患者さんが、尿道留置カテーテルから解放されました。抜去後は、排尿状態・尿路感染・血尿・発熱などの観察が必要です。「尿道留置カテーテルを抜去するぞ！」「トイレで排泄するぞ！」「おむつを外していくぞ！」といった目標を立てて排泄の自立を促していくことが、よりよい排泄管理と考えます。

尿道留置カテーテルやおむつの使用は、患者さん自身の尊厳を損ないます。私たちは「排泄の自立は尊厳の自立」を合言葉に、医療・看護・介護にわたって排泄管理をしています。

引用・参考文献
1）日本創傷・オストミー・失禁管理学会編.「排尿自立指導料」に関する手引き. 東京, 照林社, 2018, 40p.

（小村隆洋）

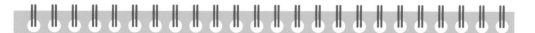

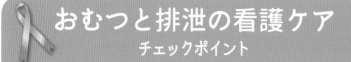

おむつと排泄の看護ケア
チェックポイント

アセスメントとケア

- 周囲の人と適切なおむつの選択と当て方に関する知識を共有する。
- 排泄の状態、尿漏れの実際を排尿チャートなどにより把握する。
- 尿漏れがあったときは原因をアセスメントし、カンファレンスで対策を考える。
- ケアを受け入れて継続してもらうには、納得してもらうことが大切。
- 納得してもらうには、いろいろな人に繰り返し何度も説明する。
- キーパーソンになるスタッフの協力を得る。
- 相手の意見や価値観を尊重する。
- 患者・家族と同じ目線を共有し、「自分事」として感じることが大切。

ケアのエッセンス

- 「このような方法があるらしい」と言って試してもらう。
- 「心地よい身体」という視点で向き合うことをチームで共有する。
- かかわる人たち全員で適切なポジショニングの調整や圧抜きを行う。

ケアのテクニック

- コンドーム型収尿器とレッグバッグを組み合わせることで、交換が1日1回で済み、夜間のトイレ移動などによる転倒のリスクを軽減させられる。
- 装着式の男性用収尿器は皮膚に密着しないので、心地よく肌に優しいケアを行える。
- 身体を自分で動かせない人には、ケアをする人が体位変換などを行う。
- 褥瘡の予防ではグローブなどを用いて圧抜きを行う。

付録

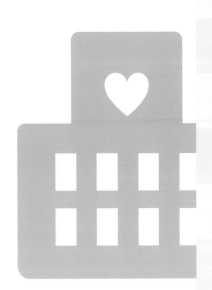

アセスメントシート

おむつケアと排泄ケアの
アセスメントに必要な情報

（病院・施設用／在宅用）

排泄ケアのアセスメントに必要な情報 病院・施設

記入日 　　年　　月　　日

名前 　　　　　　　　　　　　　　男 ・ 女　　年齢

■ 困っている内容・改善したい内容 (例：軟便が漏れて困る。肌も赤くて痒みがある)

■ 本人の希望

■ 介護者の希望

■ 本人の健康状態・受診などの状況

● 身長：　　　　cm　 ● 体重：　　　　kg　 ● 介護度		
□ 性格や生活史・ 　 好きなことなど	【本人の生活史など】	
□ 認知証について	□ なし　　□ あり	【病名や様子などを詳しく記述】
□ 既往症		
□ 服用薬		

■ 本人の基本動作や生活状況

A D L	麻痺など		入浴の頻度		週に　　回 （シャワーのみ／湯船）
	寝返り		清拭の状況		
	起き上がり				
	座位		皮膚の状態	褥瘡の有無	□ なし　□ あり（　　　　　　）
	立位			痒み	□ なし　□ あり（　　　　　　）
	歩行			赤み	□ なし　□ あり（　　　　　　）
	移乗			スキンケア	□ なし　□ あり（　　　　　　）

【上記項目についての特記事項】

■ 食事について

食事場所	□ 食堂	□ 居室ベッド上		
歯の状況	□ 歯あり	□ 歯なし	□ 総入れ歯	□ 局部義歯
食事内容	□ 普通食	□ やわらか食	□ きざみ食	□ 経管栄養
栄養摂取量と時間	□ 多	□ 中	□ 少	
咀嚼の状況	□ 問題ない	□ かみにくい	□ 時々かみにくい	
嚥下	□ 問題ない	□ 食べにくそう	□ 嚥下障害あり	
食べるときの介助	□ 自分で食べる	□ 一部介助	□ 全介助	
【特記事項】 （食事の好みや 食事の際のいす、 テーブルなど）				

■ コミュニケーション・生活状況など

視覚	□ 特に問題ない □ 見えにくい （□ 眼鏡使用〔老眼鏡〕 □ コンタクト使用 □ 使用していない）	【特記事項】
聴覚	□ 特に問題ない □ 聞こえにくい （□ 補聴器などを使用 □ 使用していない）	
話し手の 言葉の理解	1　2　3　4　5　　※1＝理解できない ├─┼─┼─┼─┤　　　 5＝普通に理解できる	

●1日の過ごし方	●午前	●午後	●夜間

■ 使用している福祉用具

□ 電動ベッド（1・2・3　モーター）　□ ポータブルトイレ　□ 車いす　□ 杖　□ 歩行器　□ 食具

□ その他（　　　　　　　　　　　　　　　　　　　　　　　）

【特記事項】

■ 排泄について

● 現状について感じていることや問題と思うこと

● **排泄について**　＊排泄チャート（水分摂取量、排尿量、漏れの量、起床時間、就寝時間、朝・昼・夜の食事時間を記入）

	排尿量			排便について（ブリストル便形状スケールを参照し、形状と量を記入）	水分など	その他
	トイレ	おむつ	漏れ			
5：00						
6：00						
7：00						
8：00						
9：00						
10：00						
11：00						
12：00						
13：00						
14：00						
15：00						
16：00						
17：00						
18：00						
19：00						
20：00						
21：00						
22：00						
23：00						
00：00						
1：00						
2：00						
3：00						
4：00						
回数						
1日の合計						

排泄の場所	日中	□ トイレ　　□ 尿瓶　　□ ポータブルトイレ　　□ 差し込み便器　　□ おむつ（＊下に記入）
		＊使用しているおむつ 　排泄アウター： 　排泄インナー：
		＊おむつの交換回数：
	夜間（就寝後）	□ トイレ　　□ 尿瓶　　□ ポータブルトイレ　　□ 差し込み便器　　□ おむつ（＊下に記入）
		＊使用しているおむつ 　排泄アウター： 　排泄インナー：
		＊おむつの交換回数：
排泄動作の介助		□ 自立　　　□ 介助 【介助の状況】

● 排便について

便意の訴えの有無	□ あり　　　□ なし　　　□ 不明	排便の回数	

便の種類（ブリストル便形状スケール）

タイプ	形状	
1	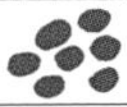	硬くてコロコロの兎糞状の（排便困難な）便
2	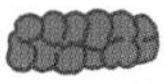	ソーセージ状であるが硬い便
3	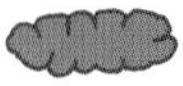	表面にひび割れのあるソーセージ状の便
4	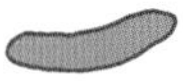	表面がなめらかでやわらかいソーセージ状、あるいは蛇のようなとぐろを巻く便
5	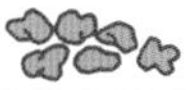	はっきりとしたしわのあるやわらかい半分固形の（容易に排便できる）便
6	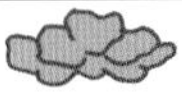	境界がほぐれて、ふにゃふにゃの不定形の小片便、泥状の便
7	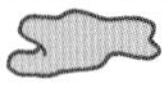	水様で、固形物を含まない液体状の便

＊便の性状
　（左図ブリストル便形状スケールを参照）
＊便の量
＊便の色

(Longstreth,GF. et al. Functional bowel disorders : Gastroenterology. 130（5）, 2006,1480-91.を参考にして作成)

【そのほか何でも】

【トイレの図・写真・イラスト（手すり位置）】

排泄ケアのアセスメントに必要な情報 在宅

記入日　　　年　　月　　日

本人氏名		男 ・ 女	年齢	
住所				

■ 誰が何に困っているか（例：妻が介護している夫の夜間の尿漏れに困っている）

■ 本人の希望

■ 家族（介護者）の希望

■ 家族構成と介護状況

家族構成	介護の状況・問題点

【本人の性格、生活史や生活上でのこだわりなど】

【経済状況】

■ 本人の健康状態・受診などの状況

● 介護度	要支援　1・2　　要介護　1・2・3・4・5	身長（　　　　cm）体重（　　　　kg）
● 麻痺などの身体の特徴		
● 認知症について	□なし　□あり　　【病名など】	
● 既往歴 　服用薬 【その他特記事項】		

■ 本人の基本動作や生活状況

● 1日の過ごし方	● 午前	● 午後	● 夜間

ADL	寝返り		入浴	家での入浴	□なし
	起き上がり				□あり（週に　　回） （シャワーのみ／湯船）
	座位			デイサービス・ デイケア	□なし
	立位				□あり（週に　　　回）
	歩行		皮膚の状態	褥瘡の有無	□なし　□あり（　　　　　）
	移乗			痒み	□なし　□あり（　　　　　）
	立ち上がり			赤み	□なし　□あり（　　　　　）
	これらの介助について			スキンケア	□なし　□あり（　　　　　）

【上記項目についての特記事項】

■ 住居環境や用具の状況

□一戸建（　　　　階建） □集合住宅（　　　　階）	【室内の様子など（イラストや写真など。住宅改修の状況も記入）】
居室などの状況：□寝室の場所（　　　階）　□ふとん　□ベッド→□普通のベッド　□電動ベッド（1・2・3　モーター）	
トイレ：□和式　□洋式　手すり→□あり　□なし　トイレまでの段差→□あり　□なし	
浴室：□自宅にあり　□自宅になし　手すり→□あり　□なし　浴室までの段差→□あり　□なし	【トイレの図・写真・イラスト（手すり位置）】
福祉用具：【使用している福祉用具】	

■ 食事について

食事場所	□食堂　□居室ベッド上　□布団上　□その他居室内（　　　　）
食事内容	□普通食　□やわらか食　□きざみ食　□経管栄養
摂取量	□多　□中　□少
咀嚼の状況	□問題なし　□かみにくい　□時々かみにくい
嚥下	□問題ない　□食べにくそう　□嚥下障害あり
食べるときの介助	□自分で食べる　□一部介助　□全介助
食事の好み	

■ 排泄について

尿意の有無	□ あり　　　　□ なし　　　　□ 不明　（ ）
尿の状態	色　　（ ）
	におい（ ）

● 排泄について　　＊排泄チャート（水分摂取量、排尿量、漏れの量、起床時間、就寝時間、朝・昼・夜の食事時間を記入）

	排尿量			排便について（ブリストル便形状スケールを参照し、形状と量を記入）	水分など	その他
	トイレ	おむつ	漏れ			
5：00						
6：00						
7：00						
8：00						
9：00						
10：00						
11：00						
12：00						
13：00						
14：00						
15：00						
16：00						
17：00						
18：00						
19：00						
20：00						
21：00						
22：00						
23：00						
00：00						
1：00						
2：00						
3：00						
4：00						
回　数						
1日の合計						

● 排便について

便意の訴えの有無	□ あり　　□ なし　　□ 不 明	排便時間のパターン	

便の種類（ブリストル便形状スケール）

タイプ		形状
1		硬くてコロコロの兎糞状の（排便困難な）便
2		ソーセージ状であるが硬い便
3		表面にひび割れのあるソーセージ状の便
4		表面がなめらかでやわらかいソーセージ状、あるいは蛇のようなとぐろを巻く便
5		はっきりとしたしわのあるやわらかい半分固形の（容易に排便できる）便
6		境界がほぐれて、ふにゃふにゃの不定形の小片便、泥状の便
7		水様で、固形物を含まない液体状の便

＊便の性状
（左図ブリストル便形状スケールを参照）
_____

＊便の量
_____

＊便の色
_____

(Longstreth,GF. et al. Functional bowel disorders：Gastroenterology. 130（5）,2006,1480-91.を参考にして作成)

排泄の場所	日中	□ トイレ　　□ 尿瓶　　□ ポータブルトイレ　　□ 差し込み便器　　□ おむつ（＊下に記入）
		＊使用している　排泄アウター： 　おむつ　　　　　排泄インナー：
		＊おむつの交換回数：
	夜間（就寝後）	□ トイレ　　□尿瓶　　□ ポータブルトイレ　　□差し込み便器　　□おむつ（＊下に記入）
		＊使用している　排泄アウター： 　おむつ　　　　　排泄インナー：
		＊おむつの交換回数：
排泄動作の介助		□ 自立　　　□ 介助
【特記事項】		

■ コミュニケーション・生活状況など

視覚	□ 特に問題ない □ 見えにくい （□ 眼鏡使用〔老眼鏡〕　□ コンタクト使用　□ 使用していない）	【特記事項】
聴覚	□ 特に問題ない □ 聞こえにくい （□ 補聴器などを使用　□ 使用していない）	
言語障害	□ なし　□ あり（　　　　　　　　　　　　　）	
話し手の言葉の理解	1　　2　　3　　4　　5　　※1＝理解できない ├──┼──┼──┼──┤　5＝普通に理解できる	
認知症の有無	□ 無　□ 軽　□ 中　□ 重度　　（病名など　　　　　　　　　　　）	
その他何でも		

索引

執筆者一覧

編著

浜田きよ子
排泄用具の情報館「むつき庵」代表　　　　第2章2コラム(2)
高齢生活研究所 所長　　　　　　　　　　第3章1〜12

編集協力

吉川羊子
小牧市民病院 排尿ケアセンター部長

執筆(五十音順)

綾 直実	丸亀市在宅医療介護連携支援センター(丸亀市医師会内) 保健師	第3章9
池松智子	京都第一赤十字病院 看護師	第3章11
板谷孝子	訪問看護ステーションわか木 看護師	第1章1, 4・コラム
市川晋一	仙北市西明寺診療所 所長	第3章8〜11必須知識
茨木素景子	医療法人敬愛会三田高原病院 看護師	第3章12
江里口康子	社会福祉法人十善会病院 看護師	第3章5
小川隆敏	医療法人恵友会恵友病院 泌尿器科部長	第3章1・2必須知識
小松克江	医療法人蔦会アイビークリニック 看護師	第3章1
小村隆洋	医療法人裕紫会中谷病院 泌尿器科	第3章3・6・7・12必須知識
佐藤静恵	みやぎ県南中核病院 皮膚・排泄ケア認定看護師	第1章1コラム(1,2)
高橋文江	医療法人社団若鮎北島病院 理学療法士	第3章6
田島睦子	北九州保育福祉専門学校 専任教員・社会福祉士・介護福祉士・介護支援専門員	第3章2
千島已幸	クオール株式会社 薬剤師	第3章4
塚田邦夫	医療法人社団研医会高岡駅南クリニック 院長	第3章コラム4・5必須知識
西村優子	社会福祉法人グループリガーレ人材・開発研究センター 主任研究員・認知症看護認定看護師	第3章8
野町清佳	医療法人おくら会介護老人保健施設リゾートヒルやわらぎ 看護師長	第3章10
林 佳永	訪問看護ステーションおたすけまん 訪問看護認定看護師	第3章7
平田亮子	排泄用具の情報館「むつき庵」	第3章1〜12
松平いづみ	愛媛県立南宇和病院 看護師	第2章1・コラム,2
三谷香代	医療法人社団新進会おさか脳神経外科病院 看護師	第3章3
三廼利美	医療法人社団研医会高岡駅南クリニック 看護師	第1章2, 3
湯野智香子	国民健康保険小松市民病院 看護副部長	第2章2コラム(1)

●編著者プロフィール

浜田きよ子（はまだ・きよこ）

排泄用具の情報館「むつき庵」代表
高齢生活研究所所長
NPO 快適な排尿をめざす全国ネットの会理事

同志社大学文学部社会学科卒業
2005 年 「京都府あけぼの賞」を受賞
2007 年 日本認知症ケア学会「読売認知症ケア賞・奨励賞」を受賞

主な著書
『介護をこえて〜高齢者の暮らしを支えるために〜』（NHK 出版）
『排泄ケアが暮らしを変える〜百人百様の老いを支えて〜』（ミネルヴァ書房）
『ヘルパー以前の介護の常識』（講談社）
『自立を促す排泄ケア・排泄用具活用術』（編著・中央法規出版）
『在宅医療の排尿管理と排泄ケア』（編・南山堂） ほか多数

在宅 & 病棟でできる！ おむつと排泄の看護ケア
ーむつき庵の「おむつフィッター」が伝授！

2020年 5 月 5 日発行 第 1 版第 1 刷
2022年 7 月30日発行 第 1 版第 2 刷

編 著	浜田 きよ子
編集協力	吉川 羊子
発行者	長谷川 翔
発行所	株式会社メディカ出版
	〒532-8588
	大阪市淀川区宮原 3 − 4 − 30
	ニッセイ新大阪ビル16F
	https://www.medica.co.jp/
編集担当	渥美史生
装幀・組版	株式会社イオック
本文イラスト	福井典子
印刷・製本	株式会社シナノ パブリッシング プレス

© Kiyoko HAMADA, 2020

ISBN978-4-8404-7204-3   Printed and bound in Japan

当社出版物に関する各種お問い合わせ先（受付時間：平日 9：00 〜 17：00）
●編集内容については、編集局 06-6398-5048
●ご注文・不良品（乱丁・落丁）については、お客様センター 0120-276-115